El paciente prostático

Orientaciones y apoyo médico psicológico

Autores: Dres. Nathalí Bucarito Brito (Médico cirujano.

Experta en couching integral)

Ramón Bucarito Henríquez (Médico-psiquiatra)

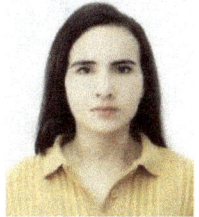 Dra. Nathali Del Valle Bucarito Brito, médica cirujana (UDO-2002). Máster en Medicina Estética (UIB-2007, acreditada por COMIB -2014). Máster en Nutrigenómica y Nutrición Personalizada (UIB-2008). Experta en Medicina Antienvejecimiento (US-2011). Experta en Nutrición Deportiva (UIB-2014). Experta en Coaching Integral (HEBA-2019). Máster en Comunicación No Verbal Científica, detección de mentiras y comportamiento humano (Fundeun-2019). Desarrolladora de Gestión del Envejecimiento Saludable en HEBA. Actualmente, Jefa de Servicio en Sanidad Exterior de las Illes Balears, España.

« »

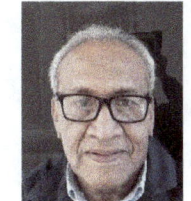 Dr. Ramón Bucarito Henríquez. Msc. en psiquiatría. Doctorado en Cs de la Educación. Exjefe de Servicio de psiquiatría Hospital Universitario "Luis Razetti" de Barcelona. Exjefe del Departamento de Psicología y Psiquiatría, Escuela de medicina núcleo Anzoátegui-Universidad de Oriente (UDO). Expresidente del Capítulo Suroriental de la Sociedad Venezolana de Psiquiatría. Exdirector de la Escuela de Medicina, Núcleo Anzoátegui. Premio investigación APUDO. 1990. Profesor Titular Jubilado, D.E., Universidad de Oriente-Anzoátegui. Ejercicio libre de la profesión desde 1978 hasta la actualidad en Puerto La Cruz, estado Anzoátegui. (Venezuela).

Contenido

Dedicatorias

A mi hija Nathalí, aun siendo coautora de esta obra,

A mis nietos: "Luanita", "Gabriellita" y "Gabriel José". Mis mejores augurios para ellos, a quienes reverencio, estoy seguro que Dios les reserva para su felicidad algo muy grande.

A mis hijos: Gabriel y Ramón; y en especial, a mi esposa y sempiterna compañera: "Emilia".

Al Dr. Yoel Hernández (Urólogo, profesor universitario...), máxima expresión de humanitarismo.

Al Dr. Mario Marín (Urólogo), tenaz innovador y de íntegra profesionalidad.

A los jóvenes de cuarenta que quieren llegar a cien.

Prefacio

La presente obra surge por motivaciones experienciales vividas por los autores en su desempeño como médicos especialistas, en psiquiatra y Coaching integral respectivamente, en el manejo de pacientes con diversidad de trastornos emocionales tanto individuales, de pareja, como de familia, de los que en muchos casos la patología psiquiátrica estaba asociada a enfermedades orgánicas, siendo frecuentes en adultos mayores síntomas genito-urinarios correspondientes clínicamente a enfermedades prostáticas, donde estos cuadros en conjunto deterioraban su calidad de vida, haciendo de su padecimiento un vía crucis. De allí surgió el interés en extender esta búsqueda a pacientes de centros ambulatorios de salud y de consulta privada que presentaran trastornos similares, no con la finalidad de hacer un estudio estadístico, sino con el claro objetivo de hacer un enfoque de los aspectos emocionales, las orientaciones y la ayuda psicológica que podía prestársele al enfermo prostático.

Estos pacientes, salvo a ser escogidos entre hombres adultos y personas mayores, constituían de acuerdo a su actitud un grupo heterogéneo que incluía a los que se resistían a asistir a consulta médica por los síntomas urinarios que le angustiaban, los que se controlaban con el urólogo, otros se conformaban con la evaluación de un médico general, a los que le habían realizado prostatectomía y pese a presentar algunas secuelas de la operación más nunca asistieron a controles, y muchos rezagados que preferían buscar ayuda para su malestar psicológico, otros que persistían con la idea de que con tratamientos empíricos o recomendados por personas no médicas podían mejorar de su enfermedad urológica. Al final, cuando decidían tomar en serio la consulta con el urólogo era para que el especialista les dijera que tenían que operarse porque ahora su solución era quirúrgica, o tenían un cáncer avanzado. En esta situación había hasta médicos que esperaban el último momento para buscar ayuda.

En los casos antes referidos resalta la falta de educación sanitaria y una resistencia pudorosa, que cuántas veces por este erróneo razonamiento el cáncer de próstata se ocupa de llevarlos a un infausto final. El elemento común en todos estos casos son mecanismos de defensa psicológicos patológicos, que terminan en cualquier enfermedad psiquiátrica, o si ya la padecían esta se exacerbaba. Y aun pacientes que tempestivamente buscaban ayuda presentaban cuadros de ansiedad, depresión y sufrimiento que de no ser atendidos interferían con la buena evolución urológica.

El paciente prostático va a presentar sus primeros síntomas físicos después de cuarenta y cinco o cincuenta años de edad, y se trata de alguien a quien seguramente nunca antes le habían realizado un examen urológico, salvo cuando nació que el partero le examinó los genitales para saber si era hembra o varón. Situación que es más grave aún cuando se está en la quinta o sexta década de la vida, edades en las que los encantos fenecen, cuando se está más desprovisto de defensas psicológicas o en su defecto las mismas son patológicas; y para colmo, contaminados de mitos acerca del riesgo de perder la función sexual con el tratamiento de su enfermedad, el que puede incluir la extracción quirúrgica de una glándula desconocida para la mayoría de los hombres, desde su localización en el organismo hasta su relación directa con las funciones urinarias, sexuales y la procreación.

Entre los hombres existe mucho recato para hablar de aspectos sexuales cuando tienen problemas con la erección, la eyaculación, para satisfacer a su pareja, infecciones en áreas genitourinarias con alteraciones y dificultades para la micción, flujo e incontinencia urinaria; agregado a ello su resistencia para asistir al urólogo, al creer que su diagnóstico puede ser delator de infidelidad, de sus debilidades sexuales o poner en duda su masculinidad; peor aún es cuando se enteran que le harán un tacto rectal y su pareja o familiares estarán interesados en saber el origen de su enfermedad, qué consecuencias acarrea y cuál será el tratamiento a realizar.

Aunado a lo anteriormente dicho, es de considerar la escasa bibliografía existente en relación a los aspectos psicológicos del paciente prostático; de allí que se considerara perentoria la necesidad de suministrar información precisa y escrita en prosa sencilla a los pacientes, familiares y al público en general sobre la gran desconocida: la próstata, ya que con información elemental como su anatomía, ubicación, funciones y enfermedades más frecuentes en ella podemos iniciar el alivio de sus angustias, por constituir esto una forma de psicoterapia de apoyo esclarecedora. De igual manera, reunir todo un arsenal de recursos psicológicos que permitirían salvar muchas vidas a través del manejo de las resistencias psicológicas que impiden buscar ayuda tempestiva, y de una mejor educación sanitaria; debiendo recordar la alta frecuencia con que los hombres padecen de cáncer prostático y su letal evolución; además, tener presente que estadísticamente se trata del segundo causante de muertes por cáncer en países desarrollados, enfatizando en disminuir la resistencia a examinarse, perdiendo el temor a exámenes diversos y sobre todo al tacto rectal, recordando que las enfermedades de la próstata pueden ser curables si se diagnostican tempranamente.

Y qué decir de la hipertrofia prostática, la que generalmente no mata, pero como hace sufrir; y con toda su benignidad, por su alta frecuencia, puede traer complicaciones ocasionando una mala calidad de vida a la mayoría de los hombres desde los cuarenta o cincuenta años en adelante, y que a la larga el paciente terminará de alcanzar la cura de su enfermedad física en el quirófano, existiendo ocasiones en que dentro de ese tumor benigno puede existir un cáncer oculto, y también las alteraciones emocionales que marchan paralelas a su enfermedad física habrán evolucionado hacia patologías más severas y estructuradas.

Nuestra intención retoma la gastada concepción, nunca cumplida, de la medicina como un todo, en momentos en que esta se encuentra cada vez más parcelada, con más de cincuenta especialidades e incontables subespecialidades, cuando los avances científicos, la vida agitada, el tiempo en su inmanencia no alcanza para nada y la cadena de secuencias de estudios, diagnósticos y terapéuticas, que llevan implícito el mayor alejamiento de los médicos del paciente. Y qué esperar consecuentemente del paciente y sus familiares ante el desespero que le ocasiona la enfermedad, la que puede ser menos llevadera ocasionando más sufrimiento si se desdeña la parte emocional, puesto que hay riesgos de traumas psicológicos y exacerbación de trastornos que van a hacer dolorosa esta transición, pudiendo llevar a una tórpida evolución con mayor riesgo de complicaciones físicas y secuelas emocionales.

Por lo antes dicho, adquirió fuerza el interés en escribir este libro sobre: *"El paciente prostático, orientaciones y apoyo médico psicológico"*. Más allá de las orientaciones preventivas que podamos prestarle a la población masculina, al paciente prostático y a la familia a través de estas informaciones médicas y psicológicas, está la posibilidad de contribuir con estudiantes de medicina, médicos generales y especialistas en el incremento de su bagaje de conocimientos en un área de estudios desértica, sobre la que se ha escrito muy poco a pesar de su importancia, que viene a dar una visión más completa del paciente prostático y acercarnos al sueño *del hombre como un todo* desde el punto de vista médico; aunado a ello el interés que puedan tener con sus aportes en el enriquecimiento de este material, a fines de mejorar la calidad de vida de los hombres en su adultez media, tardía y hasta la ancianidad.

Dres. Nathalí Del Valle Bucarito Brito y Ramón BUcarito Henríquez

"Las emociones reprimidas afectan la psiquis, y pueden producir o exacerbar las enfermedades de los organos"

Nathalí Bucarito 2020

Introducción

Generalmente el tema de la próstata es desconocido por el paciente, o sabe lo que ha leído en la internet, y otros lo que le han contado coloquialmente algunos pacientes con sus mitos y certezas; pero de cuál concepto se adueña, o cuál de esos conocimientos o enfermedades cree que padece; y de la misma manera comienza a hacerse tratamientos inciertos en su desespero por buscar alivio a su padecimiento que la mayoría prefiere llevar en silencio.

Todo médico general y especialistas en ramas afines al aparato urinario deben de estar en capacidad de informar al paciente y familiares acerca de las enfermedades urológicas más frecuentes; pero al final, dependiendo de cada patología, es el urólogo el especialista ideal para que les informe acerca de estas en mayores detalles; lo que generalmente resulta ser muy extenso, ya que el paciente y su entorno van a querer saberlo todo y aclarar conceptos erróneos que ellos se han formado. El urólogo difícilmente, aun queriendo, dispondrá de tiempo suficiente para no solo informar, sino, más bien, aclarar conceptos errados enraizados en el vulgo; precisamente, de allí la necesidad de disponer de un recurso como este libro, en la intención de obtener beneficios desde el punto de vista preventivo, curativo y educacional para el paciente, porque son orientaciones consultadas, bien pensadas, escogidas de diversas fuentes, y resultantes de experiencias profesionales, y para el médico general y especialistas porque con esta información, previamente adquirida por el público no médico, se educaría a la población en general en esta área de la salud y se abreviaría mucho tiempo en la consulta y en sus búsquedas de información, y en el mejor de los casos sería muy puntual en las preguntas que haría a su médico.

Es lógico que no estemos indagando acerca de cada enfermedad de la que estamos expuestos a padecer, además, en condiciones de normalidad nunca pensamos ni desearíamos enfermarnos. Es frecuente escuchar decir: "yo nunca pensé que podía sufrir del corazón o de hepatitis, menos imaginarme que alguna vez podían operarme de la próstata", es cuando nos toca padecerla que tomamos mayor interés en saber de qué se trata una enfermedad determinada; si pudiéramos ilustrarnos sobre ellas estando sanos haríamos la mejor prevención y promoción en salud y cuánto nos ahorraríamos en tiempo y consecuencias, mejoraríamos nuestra calidad y promedio de vida.

Hay estadísticas que hablan en favor del considerable porcentaje de hombres que sufren o sufrirán de una o más enfermedades prostáticas, donde la cura temprana o tardía de la mayoría de ellas será la prostatectomía; aun así, hay quienes se resisten a consultar al urólogo de manera preventiva, como lo haría cualquier mujer con su ginecólogo, e inclusive, en estado de enfermedad se muestran reacios a consultar debido a falta de educación sanitaria, y qué decir del tacto rectal o que se sospeche de algún problema sexual, aunque lo padezcan la resistencia a consultar será mayor.

Cuando tenemos a un paciente cuyo tratamiento irremediablemente es quirúrgico, por nuestra experiencia y la bibliografía consultada, hay dos grupos: los que nunca desearían saber nada de operaciones, así sea para mejorar su calidad de supervivencia y hacer más llevadero el camino de la existencia, y los que decididos a operarse quieren conocer todos los detalles acerca de una prostatectomía, sus beneficios, opciones, pronóstico, evolución, posibles complicaciones. Lamentablemente, por mucho que sea su interés el médico tratante nunca tendrá tiempo para explicarle todos los detalles y sus múltiples interrogantes, y en todo caso, ante las diversas áreas y profesionales que tendrán que ver con las fases preoperatoria y postoperatoria se dificulta más aún dicha aspiración; es decir, que son diferentes etapas con tantos profesionales que participan en la restauración de su salud, que quisieran saber con antelación muchas cosas de cada uno de estos momentos tanto antes como después de la operación; iguales deseos tendrán los familiares y aquellas personas ajenas al equipo de salud que quieran colaborar, y es allí cuando mayor importancia adquiere este libro sobre: *El paciente prostático, orientaciones y apoyo médico psicológico.*

Es oportuno señalar la importancia del manejo de los factores emocionales que se ponen de manifiesto en las enfermedades prostáticas, que de no ser considerados tempestivamente van a obstaculizar la buena evolución de la enfermedad, y en particular de aquellos pacientes que van a ser operados de la próstata. Más aún, la preparación para enfrentar la enfermedad, su evolución y llevar a cabo un tratamiento médico o quirúrgico serán de mejor calidad, pronóstico y atenuará la intensidad del sufrimiento tanto físico como moral al que el paciente no merece ser expuesto. De aquí que sea el médico psiquiatra, por conocer y manejar ambas áreas, el especialista idóneo para dar las mejores orientaciones y conductor de dichos aspectos en lo individual como en lo grupal, sin restarle la gran importancia de otros profesionales expertos en el manejo de las áreas psicológicas, que en todo caso resulta la más desolada en cuanto a este tipo de paciente se refiere.

La psicoterapia en su modalidad de apoyo da acceso al uso de una serie de recursos como técnicas de relajación, de autocontrol y disuasivas que fortalezcan sus defensas psicológicas y la de sus familiares en la preparación y enfrentamiento de diversos eventos en el curso de la enfermedad para reforzar, crear mecanismos psicológicos de defensa del yo, y eliminar aquellos que resulten patológicos entorpecedores del funcionamiento y de la buena evolución del paciente, como forma de combatir a través de la palabra muchas interrogantes y manifestaciones de ansiedad en sus diversas variedades, desde la angustia normal, hasta la flotante y la francamente patológica y otras manifestaciones psiquiátricas que pueden surgir y ser detectadas en el curso del contacto con el paciente, por informaciones de familiares y allegados, las evaluaciones por otros especialistas, durante el proceso de la enfermedad prostática en sí, y en la diversidad de tratamientos médicos hasta la intervención quirúrgica, su evolución y convalecencia.

El conocimiento de la anatomía, el funcionamiento de la próstata, la diversidad de enfermedades que en ella pueden desarrollarse y todos los órganos con los que se relaciona, en que consisten los tratamientos, sus efectos deseables, sus contraindicaciones, conocer el proceso quirúrgico y sus intríngulis por sí solos son explicaciones que tienen un efecto psicoterapéutico ansiolítico; es decir, de disminuir o eliminar la angustia.

Como quiera que la hiperplasia, el cáncer prostático no son enfermedades agudas por sí mismas, permiten que simultáneamente se puedan establecer diversas terapias psicológicas que implican la educación sanitaria del paciente a mediano y largo plazo, aun habiendo sido operado; y en el mejor de los casos, si padece alguna enfermedad mental asociada, indicarle tratamiento adecuado y tempestivo para el mejor abordaje del trastorno prostático.

Los encuentros con pacientes y familiares incluyen pesquisas con realización de test clásicos para determinar niveles de ansiedad y algunos patologías psiquiátricas, que nos dan una orientación de lo que puede estar sucediendo, aunque sin llegar a tener un carácter diagnóstico, pero que permiten realizar evaluaciones más exhaustivas con el psiquiatra para llegar a un verdadero diagnóstico y en muchos de ellos alertar al urólogo de casos donde se debe mejorar primeramente el estado emocional del paciente para poder cumplir un tratamiento quirúrgico, garantizar un mejor pronóstico y evolución postoperatoria; más aún, tratándose de una cirugía mayor, igualmente poder seleccionar y preparar a familiares para que puedan apoyar al paciente o servirles de acompañantes.

Todos los aspectos antes mencionados serán desglosados en cuatro capítulos, considerados en un lenguaje sencillo, coloquial; de manera que este libro en su contenido sea asequible a un público de todos los géneros y profesiones, pero fundamentalmente a los jóvenes que desean tener una sana y larga vida; y en partícular al paciente prostático.

Capítulo I

Consideraciones psicológicas acerca del paciente prostático

Es literalmente imposible separar el proceso psicológico de lo orgánico y lo social, esto viene a reforzar el insoslayable enfoque holístico del ser humano, al que es imposible que escape el paciente prostático. De allí que todo lo que se ha descrito y planteado desde el punto de vista médico en relación a este tipo de paciente, amerite importantes y precisas consideraciones del hombre enfermo; y siendo así, cómo despreciar los aspectos psicológicos y sociales del prostático.

La escasez de literatura referida relacionada con aspectos emocionales del paciente prostático obliga a dar nuestro aporte; tanto para apaciguar el sufrimiento humano, como para hacer mas llevadera la enfermedad y los tratamientos a los que debe de ser sometido en la búsqueda de su curación, mejoría y cuántas veces solo para propiciarle un alivio a su sufrimiento.

Es bien sabido que, por mucho que sea de su interés, el médico tratante nunca tendrá tiempo para explicarle todos los detalles y las múltiples interrogantes que el paciente quisiera aclarar acerca de su enfermedad, menos de la relación que esta pueda guardar con su estado emocional, o peor aún, cuántas veces el médico considera que la solución es quirúrgica y ¡basta! ..., lo demás no cuenta. Y, en todo caso, son tantos los profesionales que participan en la restauración de su salud que no podrá abarcar tantas aclaratorias, aun las que le competen. Iguales deseos tendrán los familiares y todas aquellas personas ajenas al equipo de salud que quieran colaborar, y es allí cuando mayor importancia adquiere este libro sobre: *El paciente prostático, orientaciones y apoyo psicológico.*

Perfil Psicológico

El perfil psicológico es el conjunto de características que reúne un ser humano y que determinan su carácter, sus actitudes, aptitudes y determinados comportamientos frente a una situación en particular o ante la sociedad. Cuando estos rasgos son muy acentuados, por si solos se convierten en patológicos y son considerados en un grupo de trastornos de la personalidad. De allí que se mencionen personalidades: depresivas, histriónicas, paranoides, obsesivas, neurasténicas, hipomaníacas, agresivas, esquizoides, asociales, antisociales.

Cada ser humano, en condiciones de "normalidad", de acuerdo a su perfil psicológico, tendrá capacidades que le permiten funcionar dentro de la sociedad y que de alguna manera en estados sublimados resultan productivos en áreas determinadas, llámese teatro, ventas, médicos, escritores etc., siendo estos rasgos útiles para determinar aproximaciones de capacidades para el desempeño de algunas profesiones; pero también como orientación a las patologías emocionales a las que son proclives las personas.

De manera que, no existe un perfil psicológico para el paciente prostático como se ha descrito para algunas enfermedades, más que todo de tipo emocional y escasas orgánicas, a las que eventualmente les han observado algunos rasgos conductuales de las personas que están más propensas a padecerlas, tales como el artrítico, el asmático, de la piel, etc. Lo que si está claro es que los pacientes prostáticos en situaciones de estrés o conflictos de cualquier índole, con un perfil psicológico determinado, se inclinarán más hacia un tipo de enfermedad emocional que se asociará a su condición prostática, porque su perfil habla en favor de algunas conductas y tendencias predecibles que pueden presentar ante el estrés que le produciría saber que tienen alguna enfermedad relacionada con esta glándula; más aún, si se trata de un cáncer o de una hiperplasia prostática benigna (HPB) y, además, tienen que ser intervenidos quirúrgicamente.

SALUD MENTAL EN EL PACIENTE PROSTÁTICO

Nadie está exento de sufrir de alguna enfermedad mental, si el paciente está en crisis es sencillo hacer una aproximación diagnóstica, la situación se hace más difícil cuando la persona está asintomática y las crisis anteriores no han sido tratadas por el especialista; y él esta interesado en que lo operen y consecuentemente su intención a ocultar su vida emocional se incrementará. Es aquí donde se hace necesaria la participación familiar para la información veraz, porque el paciente puede ocultarla, ya que lamentablemente las enfermedades mentales, sobre todo si le ha ocasionado pérdida transitoria del juicio, tienden a ocultarse "porque por falta de educación en salud le resultan vergonzosas". Aunque algunas veces por el interés de que lo operen lo más pronto posible, hasta los familiares pueden negar antecedentes patológicos. Estas evaluaciones son tan delicadas que hay casos de pacientes deprimidos con ideas suicidas no develadas que a través de una intervención quirúrgica buscan la muerte; son estos los casos que sufren las peores complicaciones, y cuántas veces logran su objetivo. También hay casos de pacientes hipocondríacos que una vez operados sus quejas y supuestas complicaciones nunca van a tener fin, y siempre el culpable de sus males serán los médicos tratantes. Allí debe de estar el psiquiatra para prevenir todas estas desagradables consecuencias, que de paso repercutirán en el crecimiento personal del paciente, quien al final es el que amerita todo tipo de ayuda y protección.

La salud mental es un componente fundamental e inseparable de la salud en general, y está directamente relacionada con el bienestar personal, familiar y comunitario; aunque muchas veces sea subestimada frente a la salud física. Los trastornos mentales y neurológicos representan el 22% de la carga total de enfermedades en América Latina y el Caribe (Organización Panamericana de la salud), y resulta evidente que los mismos tienen un impacto importante en términos de mortalidad, morbilidad y discapacidad en todas las etapas de la vida. El 75% de los trastornos mentales se inician antes de los 24 años de edad. La población adulta se ha incrementado en los países de América Latina y del Caribe, al igual que han aumentado los trastornos mentales asociados a esa etapa de la vida, como la depresión, el abuso de sustancias, cuadros delirantes y las demencias. Se estima que el 30% de las personas mayores de 65 años padecen de depresión, y un importante porcentaje de estos terminarán en una mesa operatoria por problemas de próstata.

Este estudio epidemiológico de los grupos poblacionales con mayor vulnerabilidad, nos alerta que precisamente en las edades en que se van a presentar la hiperplasia y el cáncer prostático, es cuando la depresión azota a este grupo etario, lo que constituye un obstáculo para el estudio y tratamiento de estas enfermedades, sobre todo cuando el tratamiento es quirúrgico, porque la depresión en sus diferentes grados los pone en desventaja psicológica y biológica, lo que facilita las complicaciones y agravamiento de la enfermedad. De allí la necesidad y justificación de la participación del psiquiatra y hacer de su evaluación una rutina, aun en aquellas personas que emocionalmente se consideran sanas.

Es frecuente que pacientes con algunos valores de estudio prostático alterados, se autoevalúen en internet y concluyan que tienen cáncer, lo que ocasiona un caos personal y familiar, y peor aún, se crea esta confusión porque el paciente ya está convencido de que tiene un cáncer prostático y se hará más resistente a buscar ayuda con el urólogo; y lo más habitual es que detrás de este tipo de pacientes haya un trastorno mental solapado.

Pesquisa de ansiedad y alteraciones psiquiátricas

Algunas observaciones médicas y los test clásicos para determinar niveles de ansiedad y otros síntomas psiquiátricos nos dan una aproximación de lo que puede estar sucediendo en las personas que se realizan dichas pruebas, y que los conminan a buscar ayuda con el psiquiatra para realizar evaluaciones más exhaustivas y tener un diagnóstico mejor sustentado, a la vez poder desenmascarar síntomas urológicos exacerbados por el cuadro emocional, y en muchos de ellos alertar al paciente y al urólogo de casos donde se debe mejorar primeramente su estado psíquico para poder cumplir un tratamiento y garantizar una mejor evolución y pronóstico. Igualmente nos permite preparar a los familiares para que puedan comprender, apoyar al paciente o servirles de acompañantes de acuerdo a la patología prostática y/o psiquiátrica que este presente.

Cuando tenemos a un paciente cuyo tratamiento irremediablemente es quirúrgico, por nuestra experiencia y la escasa bibliografía existente consultada, hay dos grupos: los que nunca desearían saber nada de tratamientos, menos de operaciones; así sea para mejorar su calidad o de salvar su vida, y los que decididos a operarse quieren conocer todos los detalles acerca de una prostatectomía o cualquier otra operación urológica, sus beneficios, opciones, pronóstico, evolución, posibles complicaciones. En ambos casos es el médico psiquiatra el especialista idóneo para dar las mejores orientaciones para captar al paciente, a la par de atenuar o eliminar la resistencia o la angustia para que este reciba la ayuda pertinente, por conocer este especialista tanto la parte médica como la psicológica.

Pese al intento de realizar campañas de despistaje de pacientes prostáticos y candidatos a una prostatectomía, tal como se hace con la hipertensión arterial, diabetes, algunos tipos de cánceres, el tabaquismo, drogas etc., pareciera que institucionalmente a esta área de la salud se le resta importancia, mientras las estadísticas aumentan como un río desbordado; a sabiendas que después que las enfermedades avanzan sus tratamientos serán más costosos, tanto para el Estado, los seguros o el bolsillo del paciente; y lo más triste, habrá peor calidad de vida y más muertes en los hombres que las padecen, que son la mayoría.

El conocimiento de la anatomía, el funcionamiento de la próstata, la diversidad de enfermedades que en ella pueden desarrollarse y todos los órganos que guardan relación con dicha glándula, en qué consisten los tratamientos, sus efectos deseables, sus contraindicaciones, conocer el proceso quirúrgico y sus intríngulis por sí solos tienen un efecto ansiolítico (aliviador de las preocupaciones); es decir, de disminuir o eliminar la angustia que esto acarrea. Precisamente, esta va a constituir una de las técnicas de la psicoterapia en su modalidad de apoyo, denominada esclarecedora u orientadora, puesto que conocer estos aspectos del cuerpo humano y su funcionamiento permite cierto alivio de las tensiones del paciente, y da acceso al uso de una serie de técnicas como la relajación muscular, de autocontrol y disuasivas que fortalecen los mecanismos psicológicos de defensa del yo, permiten crear nuevos mecanismos, o eliminar aquellos que no son necesarios por considerarlos patológicos, y combatir a través de la palabra muchas interrogantes y manifestaciones de ansiedad en sus variedades desde lo normal, la angustia flotante y la francamente patológica, que pueden ser detectadas en el curso de las evaluaciones, diagnósticos y del proceso de la enfermedad prostática en sí, y la diversidad de tratamientos, su evolución y convalecencia, lo que también permitirá ayudar a los familiares en la preparación y enfrentamiento de diversos eventos en el curso de la enfermedad.

Las enfermedades prostáticas no son agudas por sí mismas, salvo las traumáticas y accidentales, lo que permite que simultáneamente se puedan establecer diversas terapias psicológicas que implican la educación sanitaria del paciente a mediano y largo plazo, y, en el mejor de los casos, si padece alguna enfermedad mental asociada a su problema prostático, indicarle tratamiento adecuado y tempestivo para el mejor abordaje del trastorno urológico.

De acuerdo a la importancia social de las enfermedades las afecciones prostáticas van a tener una gran repercusión por su connotación social, su relación con la función sexual, la micción y el compromiso de la preservación de la especie humana. Como estas enfermedades aparecen en la quinta o sexta década de la vida, y que a la mayoría de los que están destinados a padecerlas no les van a preocupar más que en el momento en que las sufran, siempre habrá resistencia a aceptarlas por considerarlas *vergonzosas*, constituyendo esta actitud en el vulgo, aunado a ello los mitos elaborados a su alrededor, fuertes mecanismos psicológicos patológicos (que equivocadamente la psiquis elabora para protegerse de la angustia) de "defensa" del yo; conducta que descaradamente ha avanzado ante los ojos de todos, y es relativamente poca la actividad preventiva que se lleva a cabo en relación a ellas; y cuántos, inconscientemente, han preferido morir al creer erróneamente que perderán la función sexual, antes que hacerse un tacto rectal o permitir que le extraigan un tumor de la próstata; o lo peor, cuando aceptan ayuda ya es tarde. Más aún, la educación sanitaria sobre las enfermedades prostáticas, de la que nos arriesgamos a decir que constituyen un problema de salud pública, es muy escasa, como ya habíamos comentado, en comparación otras enfermedades como la hipertensión arterial, diabetes, alcoholismo, tabaquismo etc.

Los tratamientos no médicos de la próstata rodeados de esoterismo, lo que hacen es impedir o prorrogar un tratamiento médico tempestivo y adecuado, que en la mayoría de las veces significa salvar la vida del paciente. Además, hay que echar por tierra la creencia de que el tacto rectal que se realiza en las revisiones es doloroso o es "un atentado a la masculinidad".

Cuánto de importante para los hombres en general y para el paciente prostático, es conocer que la respuesta sexual humana es el resultado de mecanismos intrínsecos integrados en la médula sacra y lumbar, donde la próstata juega un rol importante, y estos mecanismos pueden iniciarse tanto por estimulación psicológica del encéfalo o por una estimulación sexual real, pero habitualmente por una combinación de ambos. El estudio del ciclo vital humano ayuda a explicar la conducta del individuo, a entender las fases normales del desarrollo y a predecir los problemas y las complicaciones que puedan surgir ante situaciones de estrés como puede ser el conocimiento de padecer una enfermedad determinada, y que, además, tiene que ser sometido a una operación. El papel de los acontecimientos psicológicos internos y los efectos de las experiencias de la infancia son definitorios en la conformación del individuo adulto, a esto debe añadirse el impacto de los fenómenos sociales sobre la personalidad, así como todos los cambios que se producen a lo largo de la vida. A cada día se demuestra más la importancia de sustrato psicológico en la conducta humana. Estos principios conllevan a la comprensión de la importancia de los factores psicológicos en el paciente prostático.

Informarle a un paciente que tiene cáncer o que tiene que ser intervenido quirúrgicamente, nos coloca ante la disyuntiva de si tiene una buena salud mental o de si está "normal". Una postura muy sencilla es pensar que si está libre de psicopatología grave está normal; pero frente a esta actitud han habido muchas sorpresas ante personas aparentemente sanas, hasta que le dicen que tiene un problema de la próstata, o que necesariamente tiene que ser operado de ese órgano, y caemos en el foso de la normalidad como una utopía, como un proceso que súbitamente puede ser interferido, ¿está saludable o simplemente está ubicado en una media donde pueden aflorar mecanismos psicopatológicos ante situaciones de estrés?. En este contexto, la salud es un estado de funcionamiento razonable, más que óptimo, y es allí donde la pericia del especialista cuenta para predecir potenciales pacientes que aparentemente están sanos mentalmente, lo que significaría una gran ayuda para el paciente y el especialista de otras ramas diferentes a la psiquiatría.

Es oportuno señalar que se debe tener en cuenta que la ansiedad puede ser síntoma o condicion médica de cualquier trastorno mental, sobre todo depresiones. Algunos ante la manifestación de ansiedad del paciente dirán: "no va a pasar nada, déjelo que llore, esa angustia ya se le quitará, él siempre ha sido miedoso...". Pero se trata de brindar una conducta humanitaria, de suprimir en lo posible el sufrimiento, el dolor humano que hasta ese momento no sabemos en qué puede terminar, o qué trauma puede ocasionar y que solo a mediano o tardío plazo se manifestará, como lo es el Trastorno por estrés postraumático tardío, por ej; por cierto, de frecuente aparición, y no tratado en estos casos. La intención es dar la mejor calidad de vida y cuántas veces evitar complicaciones inesperadas, por su puesto. Nos estamos refiriendo a la mayor justificación de la existencia de las ciencias médicas, siempre al servicio del ser humano.

Estas evaluaciones están basadas en la información que aportan los pacientes sobre sus estados internos, sus comportamientos y sus capacidades para funcionar, y deben considerarase parte de la rutina. En los que se detecta ansiedad patológica requieren de una evaluación neuro-psiquiátrica completa.

CICLO VITAL HUMANO Y EL ESTRÉS

Todas las personas tienen un ciclo de vida; es decir, nacen, viven, se reproducen y mueren. En esa trayectoria, cada quien desarrolla y lleva a cabo diversas capacidades y funciones, como alimentarse, sobrevivir, pensar, respirar, etc.; estando implicito a lo largo de su existencia el afrontamiento de situaciones que pueden fortalecer o debilitarlas, dependiendo de factores internos biologicos o externos de circunstancias de vida, pudiendo presentar trastornos emocionales diversos. Durante este ciclo los seres vivos piensan en algo que es inevitable como lo es la muerte, la que a su vez es inherente vida misma, siendo la causante de la angustia vital del ser humano. El estudio del ciclo de la conducta del individuo, y el conocimiento de las fases normales del desarrollo, pueden permitir entender y hasta predecir los problemas y las complicaciones que puedan surgir en situaciones de estrés, ante el conocimiento de padecer una enfermedad determinada que pueda revestir gravedad. El papel de los acontecimientos psicológicos internos y los efectos de las experiencias de la infancia son definitorios en la conformación del individuo adulto, a esto debe añadirse el impacto de los fenómenos sociales sobre la personalidad, así como todos los cambios que se producen a lo largo de la vida.

ETAPAS DE LA RESPUESTA SEXUAL MASCULINA

La erección es el primer efecto de la estimulación sexual masculina, la que es proporcional al grado de estimulación, sea psíquica o física, y es resultante de estímulos nerviosos que llegan al pene desde la porción sacra de la médula espinal a través de los nervios pelvianos. La erección no es más que el llenado de sinusoides cavernosos (venosos) que normalmente están relativamente vacíos y se dilatan cuando la sangre arterial fluye a su interior a presión, mientras el flujo venoso está parcialmente ocluido, la elevada presión en todos los tejidos que forman parte del pene se abomban, de manera que este se endurece y se alarga. Estas explicaciones parecen obvias, pero en nuestra experiencia profesional tuvimos la oportunidad de encontrarnos con pacientes que creían que la erección del pene se producía por un cartílago y otros opinaron que era un hueso que afloraba durante la excitación sexual.

Lubricación: simultáneamente a la erección los impulsos nerviosos hacen que las glándulas uretrales y bulbo uretrales segreguen moco, el que fluye a la uretra durante la cópula y ayuda a la lubricación del pene y la vagina favoreciendo la realización del coito. Pero la mayor parte de la lubricación procede de los órganos sexuales femeninos; si esta no es satisfactoria el acto sexual masculino rara vez tiene éxito, debido a que el coito sin lubricación provoca sensaciones de rascado, dolorosas, que inhiben en vez de producir excitación sexual.

Emisión y eyaculación: constituyen la culminación del acto sexual masculino. Cuando el estímulo sexual es extremadamente intenso los centros reflejos comienzan a emitir impulsos que abandonan la médula por otras vías nerviosas y pasan a los órganos genitales y se inicia la emisión; es decir, el preludio de la eyaculación. La emisión comienza con la contracción del conducto deferente y de la ampolla para provocar la expulsión de los espermatozoides a la uretra interna; después las *contracciones* del revestimiento muscular *de la glándula prostática,* seguida finalmente de la contracción de las vesículas seminales expelen el líquido prostático y seminal empujando hacia adelante a los espermatozoides. Estos líquidos se mezclan en la uretra interna con el moco ya segregado por las glándulas bulbo-uretrales para formar el semen. Todo este proceso es la emisión.

El llenado de la uretra interna desencadena simultáneamente señales transmitidas a través de los nervios una sensación repentina de repleción de los órganos genitales internos, lo que a su vez ocasiona la contracción rítmica de un grupo de músculos aledaños que comprimen el tejido del pene. Estos efectos unidos determinan aumentos rítmicos de presión, en oleadas, en los conductos genitales y en la uretra, que impulsan el semen desde la uretra al exterior, este proceso se llama eyaculación. Al mismo tiempo, las contracciones rítmicas de los músculos pelvianos e incluso algunos músculos del tronco producen movimientos de vaivén de la pelvis y del pene, que ayudan también a propulsar el pene a los recesos más profundos de la vagina, incluso al interior del cérvix uterino.

Este período completo de la emisión y eyaculación del semen se llama orgasmo masculino. Al terminar, la excitación sexual del varón desaparece casi por completo en uno a dos minutos y la erección termina en un proceso denominado resolución.

Es necesario cuidar de la salud en general para tener una buena salud sexual. Es frecuente ver que pacientes con problemas prostáticos esperan que el especialista urólogo les resuelva simultáneamente sus problemas sexuales, que pudieran ser ocasionados por cualquier otro trastorno, al creer que el resto de su organismo estaba bien, simplemente porque no se han realizado una evaluación total para descartar enfermedades tan frecuentes como la diabetes, hipertensión arterial, obesidad, síndrome metabólico, conflictos de pareja, algunos hábitos como fumar, consumo excesivo de alcohol, café y tantas otras enfermedades relacionadas con la salud sexual donde el control médico es de vital importancia para prevenirlas.

CAMBIOS EN EL COMPORTAMIENTO DE LA RESPUESTA SEXUAL EN LA TERCERA EDAD

Es importante referirnos a algunos aspectos de la sexualidad en el adulto maduro y en la tercera edad, porque precisamente son etapas en las que se presentan síntomas y signos relacionados con la hiperplasia prostática y el cáncer de próstata, y cuando van apareciendo los prejuicios y elementos morales perturbadores de la sexualidad, puesto que es una edad cuando la necesidad sexual está igual de presente y las personas se van librando de muchos tabúes al respecto, esto por falta de educación sexual y la tendencia del viejo a estar comparando su juventud, sus logros y tolerancia de todo aquello que podía hacer en muchos aspectos de la vida y ahora la edad o el qué dirán no se lo permite. Una mejor educación sexual va a redundar en un mayor disfrute de la vida.

Cómo quiera que las manifestaciones de enfermedades prostáticas se acentúen en el anciano, aumentará la posibilidad de ser sometidos a diversos tratamientos, sobre todo el quirúrgico. Pero resulta que en esta etapa simultáneamente aparecen cambios importantes en la sexualidad, que no son fáciles de diferenciar en sus orígenes; por lo tanto, si el paciente no está bien informado se los atribuirá al tratamiento, lo que frecuentemente hace que abandone la terapia o culpen al médico de nuevas conductas que generalmente no son favorables, y se pone de manifiesto la natural resistencia al cambio, con consecuentes manifestaciones psicológicas que de no ser tratadas van a terminar de arruinarlo todo.

Característicamente el hombre viejo tarda más tiempo para lograr la erección; el joven necesita como promedio sólo de 15 a 30 segundos, mientras que el anciano puede demorar hasta diez minutos; igualmente demora más tiempo en eyacular, lo cual prolongará más el coito. La erección del hombre de más de 50 años es menos firme, debido a que los vasos sanguíneos no son tan elásticos como antes, los músculos son menos potentes y el volumen y la fuerza de expulsión del semen van a estar disminuidos, debido a una menor potencia de los tejidos que intervienen en la eyaculación y, por lo tanto, de sus contracciones durante el orgasmo. El período de detumescencia del pene del anciano, o pérdida de la erección después de la eyaculación, se produce con más rapidez; así como el tiempo necesario para lograr la próxima erección (período refractario) se prolonga. La erección pudiera disminuir, perderse o recuperarse en una o múltiples ocasiones durante el acto sexual prolongado, y en ocasiones el pene no alcanza una completa ingurgitación hasta momentos antes de la eyaculación. Esto depende también de la intensidad de los estímulos sexuales.

En el anciano y en el hombre maduro predomina la excitación producida por tocamientos y caricias sobre las zonas erógenas del cuerpo, así como la estimulación directa de los genitales. El hombre de edad avanzada puede gozar perfectamente el coito sin llegar necesariamente al orgasmo. Después de los 60 años se puede eyacular en uno o dos de cada tres coitos y esto no debe ser causa de insatisfacción; también puede perderse la llamada fase de inevitabilidad eyaculatoria. La necesidad de contacto sexual en hombres mayores de 60 años de edad puede limitarse a una o dos veces por semana y ser suficiente para su bienestar.

El anciano, aun perdiendo el aviso de la eyaculación inminente que es producto de la contracción de la musculatura de las vías seminales, experimenta la segunda fase del orgasmo sin dificultad. En el hombre mayor de 50 años disminuye la elevación de los testículos dentro del saco escrotal ejercida por la acción de los músculos cremasterianos antes de la eyaculación.

Los cambios anatómicos y fisiológicos que antes hemos mencionado, relacionados con la tercera edad no deberían afectar el deseo de mantener relaciones sexuales, con todas las consideraciones necesarias referidas al deseo, la salud física, la afectividad y la permanencia de una pareja.

La autopercepción del atractivo es un factor social muy importante de la sexualidad. La sociedad en general cree que las ancianas son las que pierden más pronto su atractivo sexual, posiblemente debido a que se produce una pérdida más precoz de la capacidad de procreación en relación al hombre.

El climaterio anticipa el sentimiento de vejez en la mujer, sentimiento que en el hombre sucede dos décadas después, cuando comienza a perder prestigio. Un porcentaje importante de responsabilidad sobre este aspecto recae sobre ciertos hábitos culturales y sociales: en general no se considera correcto hablar públicamente de la sexualidad, y en el caso concreto de los ancianos suele parecer hasta "improcedente" plantear la posibilidad de que vivan su propia sexualidad. Paradójicamente, la formación de nueva pareja en la edad madura suele ser mal recibida. Todos estos mitos y prejuicios sociales castigan al anciano, privándole de su derecho de mantener su actividad sexual satisfactoria.

Más aún, debido a la mayor longevidad de la población es más probable que los ancianos se casen con parejas sexualmente incapaces, lo cual es más frecuente en las ancianas que normalmente se vuelven a casar con ancianos de mayor edad, transformándose en esposas cuidadoras. Sin embargo, en los ancianos no es infrecuente el matrimonio con mujeres más jóvenes.

ANDROPAUSIA

Entre los 45 a 55 años, el hombre puede presentar algunas señales y síntomas parecidos a los que sufren las mujeres en la etapa de la menopausia, a esto se le denomina andropausia, y debe ser evaluado para evitar que los síntomas empeoren. Esta no implica ausencia de la fertilidad, este factor va ligado al recuento de espermatozoides que tenga la persona.

Además, esta no ocurre en forma súbita; por lo contrario, es un hecho que se produce de forma progresiva. También se le ha llamado menopausia masculina, es el proceso por el cual las capacidades sexuales del hombre disminuyen con la edad al igual que otras funciones orgánicas, resultado de los bajos niveles de testosterona en el organismo, o bien por el mal funcionamiento de los receptores de testosterona. Además de la disminución natural de los niveles de testosterona, alrededor de un 10% de estos pacientes presentan niveles disminuidos. Y obviamente sucede en el 100% de los varones que pierden ambos testículos.

La actividad sexual del hombre no está marcada por períodos regulares como en el caso de la mujer, pudiendo tener hijos en cualquier momento, siempre que produzca suficientes espermatozoides. Tampoco presenta un punto límite preciso. Un hombre puede tener la capacidad de procrear hasta muy avanzada edad. En algunos esta función puede mantenerse hasta pasados los 70 años e incluso no perderse con el tiempo, dependiendo de cada caso.

Cuando se inicia la andropausia en muchos casos los hombres no se dan cuenta de su estado, pero es obvio que ese nivel de testosterona está disminuyendo con el transcurrir del tiempo, aunque el déficit puede deberse también a otros factores exógenos, como lo es la diabetes, aunque sus síntomas pueden asociarse a estados normales de estrés. El hecho no es tan común como el de la mujer, pero es allí en donde el hombre experimenta una disminución en su potencia sexual, presentando síntomas como: irritabilidad, insomnio o fatiga, depresión, nerviosismo, ansiedad, libido y potencia sexual reducidas, al igual que la fuerza y el volumen de la eyaculación, disminución de la fuerza física y masa muscular, dolores y achaques, deterioro óseo, cabellos secos y piel seca y arrugada, problemas circulatorios, sudoración mayormente durante la noche.

Puesto que los hombres no presentan un período bien definido o delimitado, como es el caso de la menopausia femenina, algunos especialistas prefieren utilizar la expresión: declive androgénico en un adulto maduro.

EL ESTRÉS PSICOLÓGICO Y LA PRÓSTATA

En la literatura psiquiátrica tienden a englobarse las enfermedades físicas en sus manifestaciones psicológicas, teniendo en cuenta aquellas en las que los factores emocionales tienen su mayor peso, dándoles consideraciones generalizadas. Pero en este caso nos estamos refiriendo a la próstata analizando con detenimiento su importancia social y psicológica en las edades más productivas del hombre, la que para colmo arrecia su ataque en la vejez. Sin embargo, es necesario ponerse en los zapatos de un adolescente o un adulto joven que sufre una engorrosa enfermedad relacionada con la función sexual y que sus síntomas se manifestaran en esa área, y que decir si es un recién casado o con hijos y tiene que plantear a su pareja su padecimiento, sin escapar a la posibilidad de ser objeto de acusaciones de actividades pecaminosas o de infidelidad. Algunos cargan con esa cruz, y se resisten a consultar a un médico, cayendo en el foso de los tratamientos empíricos, pasando a formar parte de la fila de los deprimidos portadores de una prostatitis crónica, p. ej. Y para cuántos este constituye el detonante para que se le manifieste un trastorno psiquiátrico de los que ya estaba predispuesto a padecer.

Existen situaciones y patologías en donde la preponderancia de factores psiquiátricos no dejan lugar a dudas, pero se prefiere inclinar la balanza hacia lo orgánico, tal como es el caso del Síndrome de dolor pélvico crónico (SDPC), un tipo de prostatitis crónica, en el que característicamente hay dolor crónico de la pelvis, pero puede acompañarse de problemas neurológicos o psicológicos que trascienden la pelvis; asimismo, puede asociarse a otros síndromes dolorosos o disfuncionales como el síndrome de colon irritable, la fibromialgia y el síndrome de fatiga crónica donde los factores psicológicos juegan un papel preponderante.

El estrés psicológico describe lo que la persona siente cuando está bajo presión mental, física o emocional. Aunque es normal presentar cierto estrés psicológico de vez en cuando, las personas que lo presentan en altos grados, o que lo experimentan en forma repetida por largo tiempo, pueden tener problemas de salud, mentales o físicos.

El estrés puede ser causado tanto por las responsabilidades cotidianas, como por situaciones menos comunes, tales como un trauma, una enfermedad propia o de un familiar cercano. Cuando las gente siente que no puede manejar o controlar los cambios causados por el cáncer o por las actividades de la vida normal siente angustia, y esta puede evolucionar y estructurarse en cualquier patología psiquiátrica. Se ha reconocido cada vez más que la angustia es un factor que puede reducir la calidad de vida de los pacientes con cáncer. Existe incluso cierta evidencia que indica que la angustia extrema está asociada con peores resultados clínicos. Hay pautas clínicas disponibles para ayudar a los médicos y a los enfermeros a evaluar los grados de angustia y a ayudar a los pacientes a manejarlos, puesto que es innegable que casi todas las personas a las que se les diagnostica cáncer experimentan ansiedad en algún momento, la que consecuentemente puede hacerle sentir triste, enojado o ansioso. Es posible que tengan dificultades para dormir o se encuentren constantemente pensando en la enfermedad que padecen.

El cuerpo en situaciones de alerta reacciona a la presión física, mental o emocional secretando hormonas de estrés como adrenalina y norepinefrina que aumentan la presión arterial, aceleran el ritmo cardíaco y elevan las concentraciones de azúcar (glucosa) en la sangre. Estos cambios ayudan a la persona a actuar con mayor fuerza y rapidez para escapar de una amenaza percibida, pero si esta presión persiste crónicamente, los que fueron al inicio reacciones físicas favorables se transformaran en enfermedades orgánicas de origen predominantemente emocional.

Algunas investigaciones han demostrado que la gente que experimenta estrés intenso y prolongado puede tener problemas digestivos, urinarios, de fecundidad y del sistema inmunitario, que los hacen más susceptibles a contraer infecciones virales tales como gripe o resfriado común y de tener problemas del sueño, ansiedad depresión y un mayor riesgo de cáncer. Sin embargo, otros estudios niegan esta posibilidad.

Una de las clasificaciones más importantes de las enfermedades mentales como lo es el DSM V, nos plantea lo siguiente: Los trastornos somatomorfos son aquellos en los que un nivel excesivo de ansiedad y preocupación por síntomas físicos potenciales o en desarrollo hace que estos se intensifiquen o potencien la aparición de otros que se plasman objetivamente en forma de alteraciones orgánicas. Son una muestra de que la distinción entre el cuerpo y la mente es en realidad una ficción; en la práctica lo psicológico y lo orgánico van de la mano y muchas veces es casi imposible distinguir entre ambos. Se considera normal que en algún momento de nuestras vidas todos hayamos experimentado síntomas somatomorfos sin que estos avancen hasta convertirse en un problema significativo.

ALTERACIONES MENTALES MÁS FRECUENTES EN LA SEXTA DÉCADA DE LA VIDA

Las situaciones sociales, familiares, económicas y de salud que se viven cuando se alcanza la tercera edad pueden dar lugar a estados de nerviosismo, ansiedad, depresión, y factores hereditarios y otros que pueden dar proclividad hacia algún tipo de demencia como el Alzheimer que, en muchos casos, deben ser tratados por el especialista. Sin embargo, aún es elevado el número de personas que no solicitan los servicios del psiquiatra por falta de orientación por parte del médico tratante, de educación sanitaria, no se lo pueden permitir por falta de recursos económicos o privados de la del Estado, o no son conscientes de lo que necesitan. Aunque depende de la situación de cada persona, al llegar a la tercera edad se suelen detectar con mayor frecuencia problemas psicológicos y prostáticos en forma asociada; ahora nos encontramos ante dos dificultades: la resistencia a ir al urólogo por los mitos, el temor al tacto rectal, al diagnóstico; y al psiquiatra: "porque ellos no están locos".

El mayor porcentaje de estas alteraciones las encontramos en quienes se sitúan en la franja de edad de los 60 y70 años, y deben su alta incidencia a cuadros como:

Depresión

Se asocia la depresión a la vejez como algo normal, pero no debería ser así. Las causas más comunes por las que una persona mayor padece depresión son la pérdida de la pareja o seres queridos, el padecimiento de una enfermedad crónica o inesperada, o volverse independiente, el sentimiento de "ya no soy útil" al llegar a la jubilación; la pérdida de las capacidades físicas y mentales, o llegar al final arruinado económicamente.

Ansiedad

El diagnóstico de una enfermedad física, encontrarse en una peor situación económica o la pérdida progresiva de capacidades pueden originar estados de ansiedad difíciles de controlar.

Baja auto estima

Para muchas personas el paso de la vida activa a la jubilación origina una pérdida de la autoestima. A su vez el cambio de rol familiar, pasar de ser cuidador a ser cuidado también pueden ser duros golpes para su autoestima.

Insomnio

El hecho de no tener que seguir un horario concreto, la toma de alguna medicación, o la propia ansiedad de la que se ha hablado también pueden ser causas de insomnio en las personas mayores.

Aislamiento

Quien siente que no puede aportar nada a la sociedad tras la jubilación, quien ha vivido la pérdida de su pareja o su situación económica no es buena puede tender a aislarse de la sociedad, lo que a mediano plazo puede originar problemas psicológicos derivados de esta soledad.

A manera ilustrativa, hablaremos de la depresión y de otros trastornos emocionales frecuentes, su clasificación y síntomas. La importancia de adquirir estos conocimientos, aparte de ampliar la cultura general y en particular la educación sanitaria es el interés fundamental de este libro, como lo es informar al público no médico el porqué cada paciente es manejado y tratado de manera diferente, teniendo, aparentemente, la misma enfermedad que otros padecen, como la depresión por ejemplo, pero es que cada trastorno presenta a su vez diversos tipos, grupos etarios, causas y gravedad de cada una de ellas; y más aún, existen variadas clasificaciones, algunas relacionadas con las latitudes y diferentes culturas donde se producen; de allí que cada paciente merezca un trato y manejo personal.

En la actualidad se habla mucho de las personas con depresión y de sus tratamientos. Trataremos de aclarar qué es esta enfermedad, cuáles son sus síntomas y tipos. Es importante señalar que según datos de la OMS este trastorno lo padecen alrededor de 350 millones de personas a nivel mundial y que se estima su aumento planimétrico para las próximas décadas

LA DEPRESIÓN

Es una enfermedad que comprende un conjunto de síntomas sobre todo afectivos, aunque también pueden aparecer otros tipos de síntomas como los cognitivos de atención y concentración, y los conductuales como la agitación y aislamiento, que a grandes rasgos se caracteriza por la pérdida de interés en las actividades que anteriormente resultaban placenteras, por una tristeza duradera y por la disminución en las actividades diarias. Es un trastorno del estado de ánimo que puede presentarse de diferentes formas según el grado de intensidad de los síntomas, de afectación y de duración.

En el origen de esta patología se encuentran diversos factores como son los biológicos, psicológicos, sociales o ambientales y hábitos (relacionados con la alimentación, el descanso...) que pueden colaborar en su aparición.

Clasificación de la Depresión:

Existen distintas clasificaciones de la depresión, como la de la CIE (Clasificación Internacional de Enfermedades) publicada por la OMS; el DSM V (Manual diagnóstico y estadístico de las enfermedades mentales en su quinta revisión), clasificación norteamericana. Es de señalar que muchos países tienen su propia clasificación. No vamos a entrar en detalles y en diferencias entre ellas. Queremos aclarar a grandes rasgos los tipos de depresión con el fin de entender los términos que en ocasiones se utilizan en el público en general. Todas tienen en común síntomas nucleares como la tristeza patológica, pérdida del interés y de la capacidad de disfrutar y una disminución de la vitalidad que limita el nivel de actividad y produce un cansancio exagerado, que aparece incluso después de realizar pequeños esfuerzos. Además, pueden aparecer otros síntomas, como los sentimientos de culpa o de incapacidad, la irritabilidad, el pesimismo ante el futuro, las ideas de muerte, autoagresión o hasta llegar al suicidio, la pérdida de confianza en sí mismo o en los demás, la disminución de la concentración y la memoria, la intranquilidad, los trastornos del sueño, la disminución del apetito y de la libido, entre otros.

Así, podemos clasificarla en:

1. Depresión mayor: Aparición de varios síntomas durante al menos dos semanas que alteran el funcionamiento anterior de la persona. Estos síntomas deben ser como mínimo cinco y entre ellos encontrarse el estado de ánimo depresivo y la pérdida de interés o placer por todas o casi todas las actividades que antes resultaban placenteras. Estos síntomas deben causar un malestar en la persona significativo o afectar de manera negativa a su ámbito laboral, social u otros.

2. Distimia o trastorno depresivo persistente: Es un tipo de depresión menos grave que no incapacita el funcionamiento normal de la persona, pero que impide actuar al máximo de energía o sentirse bien. Como mínimo, los síntomas deben presentarse durante dos años y al menos deben ser dos (falta o exceso de apetito, insomnio o hipersomnia, fatiga, disminución de la concentración y desesperanza). Estos síntomas producen un malestar significativo en la persona.

El trastorno depresivo puede ser leve, moderado o grave. También puede aparecer de forma mixta asociado a otras enfermedades como la ansiedad, esquizofrenia, manifestaciones depresivas en las demencias, darse alrededor de un embarazo; además, puede deberse al consumo de ciertas sustancias o formar parte de otros trastornos como el bipolar.

Tipos de depresión según el DSM V
1. Trastorno de desregulación destructiva del estado de ánimo.
2. Trastorno de depresión mayor.
3. Trastorno depresivo persistente (distimia).
4. Trastorno disfórico premenstrual.

5. Trastorno depresivo inducido por una sustancia/medicamento.

6. Trastorno depresivo debido a una afección médica.

7. Otro trastorno depresivo especificado.

8. Otro trastorno depresivo no especificado.

Los trastornos depresivos más vistos en las consultas son: el trastorno de depresión mayor y trastorno depresivo persistente (distimia). Es bueno recordar que a todos estos trastornos antes se les llamaban neurosis depresiva, siempre que el paciente no hubiera perdido el juicio.

Trastorno por ansiedad

Cuando hablamos de trastornos de ansiedad nos podemos encontrar con muchos tipos de ansiedad. En ocasiones también podrían ir asociados a otras patologías por lo cual es imprescindible realizar una evaluación con un especialista para descartar o identificar, por un lado, que existan patológicas asociadas y, por otro, confirmar si se trata de un problema de ansiedad con límites algo establecidos.

En la actualidad los trastornos de ansiedad, a pesar de afectar a muchas personas, cuentan con un abordaje con una amplia eficacia demostrada empíricamente, y concretamente problemas como el trastorno de pánico la eficacia de la terapia cognitivo-conductual se sitúa en torno al 85% de los casos.

Tipos de ansiedad

Trastorno de ansiedad social

Trastorno obsesivo compulsivo

Trastorno de pánico

Agorafobia

Trastorno por estrés post traumático

Trastorno de ansiedad generalizada

Fobias específicas

En el trastorno de ansiedad social o fobia social, la ansiedad se produce en situaciones sociales o actuaciones en público en las que el sujeto se ve expuesto a personas que no pertenecen al ámbito familiar ante las cuales la persona teme actuar de un modo (o mostrar síntomas de ansiedad o nervios: temblores de voz, temblores de manos, nervios, sudoración) que creen que serán embarazosas, ridículas y provocarán rechazo. Los síntomas de este tipo de ansiedad se dan cuando el sujeto se expone a las situaciones sociales temidas que provocan casi invariablemente una respuesta de ansiedad con sus respectivos síntomas.

Este tipo de ansiedad se manifiesta en las situaciones sociales o actuaciones en público a veces evitándolas o si se expone a ellos, experimenta una gran carga de ansiedad y malestar intensos.

Los comportamientos evitativos, anticipaciones ansiosas o el malestar que aparecen en las situaciones sociales o actuaciones en público temidos interfieren acusadamente con la rutina normal de la persona, sus relaciones laborales, académicas o sociales producen un malestar intenso.

Trastorno obsesivo compulsivo: se caracteriza por la presencia de pensamientos o imágenes que el sujeto valora como dañinos e intolerables, generándole una profunda ansiedad y luchando intensamente por tratar de eliminarlos. Los síntomas de este tipo de trastorno son: presencia de obsesiones, realización de compulsiones ya sean actos o intentos de neutralizaciones para tratar de eliminar la obsesión, en algún momento la persona ha reconocido que las obsesiones o compulsiones resultan excesivas o irracionales.

Estos tipos de ansiedad de manifiestan cuando la persona trata de intentar ignorar o suprimir estos pensamientos o imágenes, o bien intenta neutralizarlos mediante otros pensamientos o actos para aliviarse. Estas obsesiones o compulsiones representan una pérdida de tiempo (por lo menos, más de una hora al día) o interfieren marcadamente en su funcionamiento diario.

Trastorno de pánico

El trastorno de pánico consiste en la aparición súbita y repentina de un miedo muy intenso, algunas de estas crisis de pánico se dan de manera inesperada y de forma repetida.

Los síntomas de un tipo de ansiedad como la crisis de pánico son: palpitaciones, taquicardia, elevación del ritmo cardiaco. Sensación de ahogo o falta de aliento, sensación de atragantarse, opresión o malestar en el pecho, inestabilidad, mareo o sensación de desmayo, percibir las cosas o percibirse a sí mismo de modo extraño, miedo a morir, volverse loco, perder el control.

Este tipo de ansiedad se manifiesta con crisis de pánico repetidas, pueden ser inesperadas, que tienen su máxima expresión en los 10 primeros minutos. Alguna de ellas se ha visto seguida por: preocupación por las consecuencias que podrían tener esas crisis (volverse loco, tener un infarto, perder el control), se produce un cambio significativo en el comportamiento a causa de la aparición de las crisis.

El trastorno de pánico puede ser con agorafobia (miedo obsesivo a los espacios abiertos, descubiertos, estar en una fila o en la multitud) o sin agorafobia.

Agorafobia:

La agorafobia es el miedo a padecer un ataque de pánico en lugares en los cuales se percibe que resultará difícil escapar, recibir ayuda o será embarazoso.

Preocupación persistente a tener nuevos ataques de pánico

Temor a tener ataques de pánico en determinados lugares (metro, bus, restaurantes, teatro, cine, etc.)

Este tipo de ansiedad se manifiesta cuando la persona tan pronto acude a los lugares temidos siente como se dispara su miedo, escapando para aliviarse o en caso de permanecer en el lugar será a costa de soportar un malestar muy intenso.

Trastorno por estrés postraumático

Las características del trastorno por estrés postraumático son:

Exposición a la muerte, lesión grave o violencia sexual, ya sea real o amenaza.

Los síntomas se agrupan en diferentes categorías:

Reviven el hecho traumático en sueños, alucinaciones, pesadillas sobre el incidente

Evitan personas, lugares, cosas o recuerdos que recuerdan el trauma.

Excitación excesiva: aumento del estado de alerta, ira, ataques de rabia, irritabilidad u odio, dificultad para dormir o concentrarse.

Pensamientos o sentimientos negativos como la culpa.

Los diferentes tipos de ansiedad afectan cada día a más personas, concretamente a 264 millones de personas en la actualidd, según la OMS habiéndose producido un aumento de un 14,9% con respecto al año 2015. Esto supone un 3,6 % de la población mundial. En España 1.911.186 personas han padecido ansiedad según la OMS, afectando a un 4.1% de la población.

Trastornos por ansiedad generalizada

Entre de los tipos de ansiedad, la ansiedad generalizada (TAG) se detecta cuando se tiene ansiedad y preocupación excesiva ante múltiples situaciones inocuas ante las cuales objetivamente no debería existir ni esa preocupación, ni ansiedad.

El centro de la ansiedad no está limitada a un área en concreto si no que es múltiple (trabajo, familia, pareja, dinero, futuro).

Los síntomas de este tipo de ansiedad son: preocupación constante, cadenas de pensamientos catastróficos hacia un peligro futuro que se perciben como incontrolables, amplia preocupación por cuestiones menores, amplio foco de cuestiones por las que se preocupan, irritabilidad, cansancio, dificultad para dormir. Este tipo de ansiedad se manifiesta mediante preocupaciones y anticipaciones de peligros constantes en múltiples áreas, la persona se encuentra la mayor parte del día ansioso y preocupado.

Fobias específicas

Dentro de los distintos tipos de ansiedad, las fobias específicas se dan cuando el miedo se reduce a estímulos concretos, como animales, aviones etc.

Tan pronto como se presenta el objeto temido, la persona reacciona con un fuerte miedo y trata de escapar o realizar conductas que considera protectoras ante su miedo.

Los síntomas de las fobias específicas son: temor acusado con solo anticipar lo temido, valoraciones en términos de peligro acerca del estímulo fóbico, el miedo es poco razonable, se evitan estos estímulos, al exponerse se produce miedo.

La forma de manifestarse de este tipo de ansiedad es cuando la persona ya comienza a tener la reacción antes de encontrarse con el estímulo fóbico, y ya cuando se presenta tiene un fuerte e irracional miedo por lo cual opta por evitar lo temido y si se expone le produce un desproporcionado y fuerte miedo. Existen técnicas de relajación y diversas formas de tratamientos orientados a controlar algunos síntomas psicológicos, pero sobre todo la ansiedad, considerando que esta por sí sola puede ser una enfermedad, pero también es un síntoma común a diversas enfermedades mentales y orgánicas.

TRASTORNOS MENTALES CONSIDERADOS POR LA CLASIFICACIÓN NORTEAMERICANA EN SU ÚLTIMA REVISIÓN (DSM V).

A continuación, se mencionan los grandes grupos de

Trastornos de inicio en la infancia, la niñez o la adolescencia

Trastornos específicos

Delirium, demencia, trastornos amnésicos y otros trastornos cognoscitivos

Trastornos mentales debidos a enfermedad médica

Trastornos relacionados con sustancias

Esquizofrenia y otros trastornos psicóticos

Trastornos del estado de ánimo

Trastornos de ansiedad

Trastornos somatomorfos

Trastornos ficticios

Trastornos disociativos

Trastornos sexuales y de la identidad sexual

Trastornos de la conducta alimentaria

Trastornos del sueño

Trastornos del control de impulsos no clasificados en otros apartados

Trastornos adaptativos

Trastornos de la personalidad

Otros problemas que pueden ser objeto de atención clínica

Capítulo II

RECURSOS PARA EL APOYO PSICOTERAPÉUTICO DEL PACIENTE PROSTÁTICO

La importancia de precisar diversos tipos de ansiedad

La ansiedad es una señal de alerta, advierte el peligro inminente y permite a una persona tomar medidas contra la amenaza. El miedo es una respuesta a una amenaza conocida externa definida o no conflictiva, que debe ser diferenciado de la ansiedad donde la amenaza es desconocida, interior, vaga o conflictiva. Esta diferenciación en la práctica no es tan fácil de establecer, salvo que el miedo es agudo y la ansiedad es crónica.

La ansiedad normal cumple funciones adaptativas, y cuando se considera como una señal de alerta parece ser la misma sensación que el miedo, que a la vez tiene cualidades protectoras de la propia vida como detectora de amenazas externas e internas. En menor intensidad la ansiedad advierte amenazas como daño corporal, separación de seres queridos, dolor, indefensión y advertencias de la integridad de uno mismo; incita a la persona a tomar medidas necesarias para prevenir lo apercibido o reducir sus consecuencias. Es lo que sucede cuando nos dan un diagnóstico de enfermedad y su tratamiento, sobre todo si es quirúrgico. De manera que la ansiedad previene el daño de forma indiferente al alertar a una persona para que ponga en marcha mecanismos que la alejen de lo que la mente interpreta como peligro, aunque sea para bien, depende como una persona percibe, piensa y actúa sobre los acontecimientos externos o impulsos internos. Si la persona psíquicamente actúa adecuadamente se adapta, sino entra en una ansiedad crónica o cualquier otro tipo de patología mental.

Hay pruebas (Test psicológicos) que nos pueden orientar acerca de ciertos estados emocionales del individuo; como ya se ha dicho, ninguna de ellas tiene carácter diagnóstico. En definitiva, será el especialista quien reunirá otra serie de elementos clínicos y paraclínicos: antecedentes familiares, personales, acontecimientos vitales, signos, síntomas, exámenes de laboratorio, electroencefalograma, tomografía cerebral, resonancia magnética, crisis anteriores, para llegar a una conclusión diagnóstica y aplicar el tratamiento más acertado.

Entre estas pruebas se mencionan algunas de uso frecuente como: Escala heteroaplicada de Hamilton, para depresión y ansiedad; Inventario de depresión de Beck (BDI), Montgomery Asberg Depression Rating Scale, Test de ansiedad y depresión de Goldberd y muchos otros.

Nos detendremos en los test de Hamilton para ansiedad y depresión, por ser estas las patologías que se presentan con mayor frecuencia en el paciente prostático.

Test de Hamilton para detectar depresión

Se trata de una escala planteada inicialmente para ser aplicada de forma externa por un profesional; si bien, también es posible de ser llenada por el mismo sujeto evaluado. Además de la propia escala, que se rellena a lo largo de una entrevista clínica, también puede emplearse información externa como la proveniente de familiares o del entorno como complemento.

ESCALA DE DEPRESIÓN DE HAMILTON: QUÉ ES Y CÓMO FUNCIONA

La Escala de Depresión de Hamilton es un instrumento de evaluación diseñada por Max Hamilton y publicada en 1960, creada con el objetivo de servir como método de detectar la gravedad de los síntomas de la depresión en pacientes previamente diagnosticados, así como la existencia de cambios en el estado del paciente a lo largo del tiempo. De este modo, sus principales objetivos son la valoración de dicha gravedad, la valoración de los efectos de posibles tratamientos sobre cada uno de los componentes que evalúa y la detección de recaídas.

Esto quiere decir que la Escala de Depresión de Hamilton no está pensada para el diagnóstico, sino para la evaluación del estado de pacientes a los que previamente se les ha diagnosticado con depresión mayor. Sin embargo, a pesar de ser este su objetivo original, también se ha aplicado para evaluar la presencia de síntomas depresivos en otros problemas y condiciones, como por ejemplo en las demencias.

A manera de ilustración le mostraremos la escala de 21 items usada anteriormente, y luego la de 17 items de mayor uso en la actualidad.

Cuestionario:

1. Me siento culpable. Creo haber decepcionado a los demás. Pienso que mi enfermedad es un castigo.

2. Me siento triste, desamparado, inútil. Me encuentro pesimista. Lloro con facilidad. Me parece que no vale la pena vivir. Desearía estar muerto. Pienso en quitarme la vida.

3. Me siento incapaz de realizar mi trabajo. Hago mi trabajo peor que antes. Me siento cansado, débil. No tengo interés por nada.

4. Me encuentro lento, parado. Me cuesta concentrarme en algo y expresar mis ideas.

5. Me encuentro tenso, irritable. Todo me preocupa y me produce temor. Presiento que algo malo puede ocurrirme.

6. Me siento preocupado por notar palpitaciones, dolores de cabeza. Me encuentro molesto por mi mal funcionamiento intestinal. Necesito suspirar.

7. Sudo copiosamente. Necesito orinar con frecuencia.

8. Me siento preocupado por el funcionamiento de mi cuerpo y por el estado de mi salud. Creo que necesito ayuda médica.

9. A veces me siento como que si no fuera yo, o lo que me rodea no fuera normal.

10. Recelo de los demás, no me fio de nadie. A veces creo que alguien me vigila y me persigue donde quiera que vaya.

11. Tengo dificultad para conciliar el sueño. Tardo mucho en dormirme.

12. Tengo un sueño inquieto, me despierto fácilmente y demoro en volver a dormirme.

13. Me despierto muy temprano y ya no puedo volver a dormirme.

14. Me siento intranquilo o inquieto, no puedo estarme quieto. Me retuerzo las manos, me tiro de los pelos, me muerdo las uñas, los labios.

15. Tengo poco apetito, sensación de pesadez en el abdomen. Me preocupa el estreñimiento.

16. Me siento cansado y fatigado. Siento dolores, pesadez en todo mi cuerpo. Parece como que si no pudiera conmigo mismo.

17. No tengo ninguna apetencia por los temas o actividades sexuales. Tengo desarreglos menstruales.

18. Peso menos que antes. Estoy perdiendo peso.

19. No sé lo que pasa, me siento confundido.

20. Por las mañanas (o por las tardes) me siento peor.

21. Se me meten en la cabeza ideas de pesadumbre, me dan constantes vueltas y no puedo librarme de ellas.

Como se puede apreciar es un test muy sencillo y como todos los test en psicología, no tiene carácter diagnóstico, salvo una orientación que conlleva a profundizar la evaluación psiquiátrica; los que oscilan de acuerdo a los resultados de una escala numérica de las respuestas: N= nunca, A= algunas veces, B= bastantes veces, C= casi siempre, S= siempre.

Estructura y puntuación

Este instrumento consta de un total de 21 ítems (posteriormente también se elaboró una versión reducida de 17 que ha resultado ser más práctica, de mayor uso y que presentaremos más adelante), agrupados en seis factores principales. Dichos ítems constan de un elemento que el sujeto tiene que valorar en una escala que oscila entre los cero y los cuatro puntos. Entre dichos ítems encontramos principalmente diferentes síntomas de la depresión, como sentimientos de culpa, suicidio, agitación, síntomas genitales o hipocondría, que terminarán por valorarse en los seis factores antes citados.

Concretamente, los factores en cuestión que se plantean son la valoración de ansiedad somática, peso (no hay que olvidar que en la depresión es frecuente la presencia de alteraciones en la alimentación), alteración cognitiva, variación diurna (si existe empeoramiento diurno, por ejemplo), ralentización, y alteraciones de sueño. Sin embargo, no todos estos factores tienen la misma importancia, teniendo los diferentes aspectos un peso distinto y ponderándose diferente en la puntuación (por ejemplo, se valoran más la alteración cognitiva y la ralentización y menos la agitación e insomnio).

Se trata de una escala planteada inicialmente para ser aplicada de forma externa por un profesional, si bien también es posible de rellenar por el mismo sujeto evaluado. Además de la propia escala, que se rellena a lo largo de una entrevista clínica, también puede emplearse información externa como la proveniente de familiares o del entorno como complemento. Escala de Depresión de Hamilton: qué es y cómo funciona

Interpretación

La interpretación de esta prueba es relativamente sencilla. La puntuación total oscila entre los 0 y los 52 puntos (siendo ésta la puntuación máxima), teniendo la mayoría de los ítems cinco posibles respuestas (del 0 al 4) con la excepción de algunos elementos con menor ponderación (los cuales van del 0 al 2).

Dicha puntuación total tiene diferentes puntos de corte, considerándose resultados de 0-7 que el sujeto no presenta depresión, que una puntuación de 8-13 supone la existencia de una depresión ligera, de 14-18 una depresión moderada, de 19 a 22 una severa y de más de 23 muy severa y con riesgo de suicidio.

A la hora de valorar, no la gravedad de la depresión, sino la existencia de cambios debidos a diferentes aspectos, entre ellos un posible tratamiento, se ha de tener en cuenta que se considera que ha habido una respuesta a este si se da una disminución de al menos el 50% de la puntuación inicial, y una remisión con puntuaciones menores a 7.

Ventajas e inconvenientes

Frente a otras pruebas que valoran la sintomatología depresiva, la Escala de Depresión de Hamilton cuenta con la ventaja de evaluar elementos no cognitivos que otras escalas no suelen tener en cuenta, además de que personas analfabetas o con otras alteraciones, también pueden evaluarse. Sin embargo, también cuenta con ciertos inconvenientes: técnicamente no permite el diagnóstico al no estar pensada con este objetivo (si bien permite evaluar los aspectos alterados en la depresión) y otorga un peso excesivo a aspectos somáticos que pueden confundirse con problemas médicos independientes. Además, en su versión original no incluye elementos tan relevantes como la anhedonia (ya que fue elaborada antes del surgimiento de los criterios diagnósticos del DSM-III).

La depresión es una de las enfermedades más frecuentes de la población general, y su presentación es cada vez mayor entre los pacientes crónicos atendidos en las consultas de Medicina Interna, habitualmente "disfrazada" como otra patología. De la misma forma que su diagnóstico no siempre es fácil, establecer si un paciente ha mejorado y cuánto puede ser muy complicado. Las escalas de valoración permiten evaluar ambos hechos. La escala de valoración de Hamilton para la evaluación de la depresión (Hamilton depresión rating scale (HDRS) es una escala heteroaplicada, diseñada para ser utilizada en pacientes diagnosticados previamente de depresión, con el objetivo de evaluar cuantitativamente la gravedad de los síntomas y valorar los cambios del paciente deprimido. Se valora de acuerdo con la información obtenida en la entrevista clínica y acepta información complementaria de otras fuentes secundarias. Si bien su versión original constaba de 21 ítems, posteriormente se realizó una versión reducida con 17 ítems, que es la recomendada por el Instituto Nacional de Salud Mental de los Estados Unidos. La validación de la versión castellana de esta escala se realizó en 1986 por Ramos-Brieva. Diferentes evaluaciones han permitido comprobar la validez discriminante, la fiabilidad y la sensibilidad al cambio, tanto en poblaciones hospitalizadas como ambulatorios. Cada cuestión tiene entre tres y cinco posibles respuestas, con una puntuación de 0-2 o de 0-4 respectivamente. La puntuación total va de 0 a 52. Pueden usarse diferentes puntos de corte a la hora de clasificar el cuadro depresivo. La Guía de Práctica Clínica elaborada por el NICE, guía con una alta calidad global en su elaboración y una puntuación de "muy recomendada" según el instrumento Agree, recomienda emplear los siguientes puntos de corte: No deprimido: 0-7; Depresión ligera/menor: 8-13; Depresión moderada: 14-18; Depresión severa: 19-22; Depresión muy severa: >23. Para la evaluación de la respuesta al tratamiento se ha definido como respuesta una disminución mayor o igual del 50% de la puntuación inicial de la escala, respuesta parcial como una disminución entre el 25-49% y una no respuesta como una reducción de menos del 25%. La remisión se ha considerado con una puntuación menor o igual a 7, aunque hay resultados que apoyan que este punto de corte debería de tener un valor más bajo.

ESCALA DE HAMILTON- HAMILTON. DEPRESION RATING SCALE (HDRS) DE 17 ITEMS

1. Humor depresivo (tristeza, desesperanza, desamparo, sentimiento de inutilidad) - Ausente - Estas sensaciones las expresa solamente si le preguntan como se siente - Estas sensaciones las relata espontáneamente - Sensaciones no comunicadas verbalmente (expresión facial, postura, voz, tendencia al llanto) - Manifiesta estas sensaciones en su comunicación verbal y no verbal en forma espontánea. 0 1 2 3

2. Sentimientos de culpa - Ausente - Se culpa a si mismo, cree haber decepcionado a la gente - Tiene ideas de culpabilidad o medita sobre errores pasados o malas acciones - Siente que la enfermedad actual es un castigo - Oye voces acusatorias o de denuncia y/o experimenta alucinaciones visuales de amenaza. 0 1 2 3 4

3. Suicidio - Ausente - Le parece que la vida no vale la pena ser vivida - Desearía estar muerto o tiene pensamientos sobre la posibilidad de morirse - Ideas de suicidio o amenazas - Intentos de suicidio (cualquier intento serio). 0 1 2 3 4

4. Insomnio precoz - No tiene dificultad - Dificultad ocasional para dormir, por ej. más de media hora el conciliar el sueño - Dificultad para dormir cada noche. 0 1 2

5. Insomnio intermedio - No hay dificultad - Esta desvelado e inquieto o se despierta varias veces durante la noche - Esta despierto durante la noche, cualquier ocasión de levantarse de la cama se clasifica en 2 (excepto por motivos de evacuar). 0 1 2

6. Insomnio tardío - No hay dificultad - Se despierta a primeras horas de la madrugada, pero se vuelve a dormir - No puede volver a dormirse si se levanta de la cama. 0 1 2

7. Trabajo y actividades - No hay dificultad - Ideas y sentimientos de incapacidad, fatiga o debilidad (trabajos, pasatiempos) - Pérdida de interés en su actividad (disminución de la atención, indecisión y vacilación) - Disminución del tiempo actual dedicado a

actividades o disminución de la productividad - Dejó de trabajar por la presente enfermedad. Solo se compromete en las pequeñas tareas, o no puede realizar estas sin ayuda. 0 1 2 3 4

8. Inhibición psicomotora (lentitud de pensamiento y lenguaje, facultad de concentración disminuida, disminución de la actividad motora) - Palabra y pensamiento normales - Ligero retraso en el habla - Evidente retraso en el habla - Dificultad para expresarse - Incapacidad para expresarse. 0 1 2 3 4

9. Agitación psicomotora - Ninguna - Juega con sus dedos - Juega con sus manos, cabello, etc. - No puede quedarse quieto ni permanecer sentado - Retuerce las manos, se muerde las uñas, se tira de los cabellos, se muerde los labios. 0 1 2 3 4

10. Ansiedad psíquica - No hay dificultad - Tensión subjetiva e irritabilidad - Preocupación por pequeñas cosas - Actitud aprensiva en la expresión o en el habla - Expresa sus temores sin que le pregunten - No hay dificultad - Tensión subjetiva e irritabilidad - Preocupación por pequeñas cosas - Actitud aprensiva en la expresión o en el habla - Expresa sus temores sin que le pregunten. 0 1 2 3 4

11. Ansiedad somática (signos físicos de ansiedad: gastrointestinales: sequedad de boca, diarrea, eructos, indigestión, etc.; cardiovasculares: palpitaciones, cefaleas; respiratorios: hiperventilación, suspiros; frecuencia de micción incrementada; transpiración) - Ausente - Ligera - Moderada - Severa – Incapacitante. 0 1 2 3 4

12. Síntomas somáticos gastrointestinales - Ninguno - Pérdida del apetito, pero come sin necesidad de que lo estimulen. Sensación de pesadez en el abdomen - Dificultad en comer si no se le insiste. Solicita laxantes o medicación intestinal para sus síntomas gastrointestinales. 0 1 2 3 4

13. Síntomas somáticos generales - Ninguno - Pesadez en las extremidades, espalda o cabeza. Dorsalgias. Cefaleas, algias musculares. Pérdida de energía y fatigabilidad. Cualquier síntoma bien definido se clasifica en 2. 0 1 2

14. Síntomas genitales (tales como: disminución de la libido y trastornos menstruales) - Ausente - Débil – Grave. 0 1 2

15. Hipocondría - Ausente - Preocupado de si mismo (corporalmente) - Preocupado por su salud - Se lamenta constantemente, solicita ayuda. 0 1 2 3

16. Pérdida de peso - Pérdida de peso inferior a 500 gr. en una semana - Pérdida de más de 500 gr. en una semana - Pérdida de más de 1 Kg. en una semana. 0 1 2

17. Introspeccción (insight) - Se da cuenta que esta deprimido y enfermo - Se da cuenta de su enfermedad, pero atribuye la causa a la mala alimentación, clima, exceso de trabajo, virus, necesidad de descanso, etc.- No se da cuenta que está enfermo. 0 1 2 3.

Así concluimos con los 17 ítems de la escala de Hamilton para evaluar depresión. Estos test nos ayudan a orientar un diagnóstico insistiendo que preferiblemente debe ser realizado y corroborado con la participación de un profesional psiquiatra o psicólogo clínico, de manera de poder llevar a cabo el tratamiento más adecuado.

TEST DE ANSIEDAD DE HAMILTON

Hoy en día, podemos afirmar que vivimos en una sociedad ajetreada y llena de estímulos que pueden provocarnos estados de nerviosismo y ansiedad. Cada vez son más las personas que necesitan tratamiento psicológico para calmar la ansiedad y obtener así un correcto bienestar psicológico y emocional.

La escala de ansiedad de Hamilton. (Hamilton Anxiety Scale, HAS) fue diseñada en 1.959. Esta versión es la más ampliamente utilizada en la actualidad. Su objetivo era valorar el grado de ansiedad en pacientes previamente diagnosticados y, según el autor, no debe emplearse para cuantificar la ansiedad cuando coexisten otros trastornos mentales.

Se trata de una escala heterogénea, aplicada, de 14 ítems, 13 referentes a signos y síntomas ansiosos y el último que valora el comportamiento del paciente durante la entrevista. Debe ser realizada por el terapeuta tras una entrevista, que no debe durar más allá de 30 minutos.

Hamilton reconoce que el valor máximo de 4 es principalmente un punto de referencia y que raramente debería alcanzarse en pacientes no hospitalizados. Sólo algunas cuestiones hacen alusión a signos que pueden observarse durante la entrevista, por lo que el paciente debe ser interrogado sobre su estado en los últimos días. Se aconseja un mínimo de 3 días y un máximo de 3 semanas. Recomiendan administrarla siempre a la misma hora del día, debido a las fluctuaciones del estado de ánimo del paciente, proponiendo a modo de ejemplo entre las 8 y las 9 am.

Interpretación: Se trata de uno de los instrumentos más utilizados en estudios farmacológicos sobre ansiedad. Puede ser usada para valorar la severidad de la ansiedad de una forma global y en pacientes que reúnan criterios de ansiedad o depresión, y para monitorizar la respuesta al tratamiento. El entrevistador puntúa de 0 a 4 puntos cada ítem, valorando tanto la intensidad como la frecuencia del mismo. La puntuación total es la suma de las de cada uno de los ítems. El rango va de 0 a 56 puntos. Se pueden obtener, además, dos puntuaciones que se refieren a ansiedad psíquica: ítems 1, 2, 3, 4, 5, 6 y 14; y a ansiedad somática: ítems 7, 8, 9, 10, 11, 12 y 13. Cada ítem se puntúa en una escala de 0 (no presente) a 4 (grave), con un rango de puntuación total de 0-56, donde <17 indica una gravedad leve, 18-24 una gravedad de leve a moderada y 25-30 de moderada a grave. Aunque puede utilizarse sin entrenamiento previo, este no es muy recomendable.

En caso de no estar habituado en su manejo es importante que sea la misma persona la que lo aplique antes y después del tratamiento, para evitar en lo posible interpretaciones subjetivas. Se recomienda medir: ansiedad psíquica, ansiedad somática y ansiedad total.

Otro esquema estipula, Ansiedad Generalizada: 0-5 No ansiedad; 6-14 Ansiedad menor; 15 o más Ansiedad mayor; 14 o más, ansiedad clínicamente manifiesta.

Propiedades psicométricas:

Fiabilidad:

Muestra una buena consistencia interna.

Con un adecuado entrenamiento en su utilización la concordancia entre distintos evaluadores es adecuada.

Posee excelentes valores test-retest tras un día y tras una semana y aceptable estabilidad después de un año.

Validez:

La puntuación total presenta una elevada validez concurrente con otras escalas que valoran ansiedad. Distingue adecuadamente entre pacientes con ansiedad y controles sanos.

Posee un alto grado de correlación con la Escala de Depresión de Hamilton. Es sensible al cambio tras el tratamiento.

Escala de ansiedad de Hamilton

Instrucciones: La lista de síntomas es para ayudar al médico o psiquiatra en la evaluación del grado de ansiedad del paciente y sin alteración patológica. Por favor anote la puntuación adecuada. 0 = Ninguno 1= Leve 2 = Moderada 3 = Grave 4 = Muy incapacitante.

1... 14 <u>Elementos,</u> Síntomas... Puntuación.

1. <u>Ansioso</u>: Preocupaciones, anticipación de lo peor, anticipación temerosa, irritabilidad____

2. <u>Tensión</u>: Sensación de tensión, fatiga, respuesta de alarma, llanto fácil, temblor, sentimiento de inquietud, incapacidad para relajarse____

3. <u>Miedos</u>: A la oscuridad, a los extraños, a quedarse solos, a los animales, al tráfico, a las multitudes____

4. <u>Insomnio</u>: Dificultad para quedarse dormido, sueño fragmentado, sueño insatisfactorio o fatiga al despertar, sueños, pesadillas o terrores nocturnos____

5. <u>Intelectual</u>: Dificultades de concentración, memoria reducida____

6. <u>Humor depresivo</u>: Pérdida de interés, ausencia de placer en las aficiones, depresión, despertar anticipado, variación en el día____

7. <u>Somático</u>: (muscular) Dolores, contracciones, rigidez, sacudidas mioclónicas, rechinar de dientes, voz titubeante, aumento de tono muscular Puntuación total

8. <u>Somático</u>: (sensorial) Tinnitus, visión borrosa, ráfagas de frío o calor, sensación de debilidad, sensación de incomodidad____

9. <u>Síntomas cardiovasculares</u>: Taquicardia, palpitaciones, pulso fuerte, sensación de desvanecimiento, ausencia de latido____

10. <u>Síntomas respiratorios</u>: Presión o constricción torácica, sensación de ahogo, suspiros, disnea____

11. Síntomas gastrointestinales: Dificultad para tragar, gases, dolor abdominal, ardor, plenitud abdominal, náuseas, vómito, borborigmos, atonía intestinal, pérdida de peso, estreñimiento____

12. Síntomas genitourinarios: Frecuencia de micción, urgencia miccional, amenorrea, menorragia, desarrollo de frigidez, eyaculación precoz, pérdida de la libido, impotencia

13. Síntomas autónomos: Boca seca, sofocos, palidez, tendencia a sudar, mareos, cefalea tensional, erizamiento del cabello____

14. Comportamiento durante la entrevista: Nerviosismo, inquieto o tranquilo, temblor de manos, ceño fruncido, tensión facial, suspiros o respiración acelerada, palidez, facial, tragar saliva, eructos, sacudidas tendinosas enérgicas, pupilas dilatadas, exoftalmos____

No deseamos definir otro instrumento para diagnosticar un trastorno, se busca disponer de un recurso altamente riguroso con el que poder evaluar el grado de severidad de la ansiedad en una persona, diferenciando además la ansiedad psíquica de la somática por su importancia a la hora de precisar la capacidad de control que tienen las personas sobre esta realidad tan desgastante. Más tarde, en 1969, el doctor Hamilton quiso ir un poco más allá y mejorar la escala. Así, entre esos ítems enfocados a valorar la ansiedad somática, hizo una distinción entre los signos somáticos musculares y los signos somáticos sensoriales. De este modo, y con ese grado de afinamiento a la hora de diseñar una prueba lo más ajustada posible, ya intuimos una pista evidente sobre este tema. Cada persona experimenta la ansiedad de un modo particular. No hay dos realidades semejantes, por tanto, no a todos nos sirven las mismas estrategias terapéuticas. Pruebas como la que pasamos seguidamente a detallar son muy adecuadas para personalizar al máximo los tratamientos en base a las necesidades particulares de cada paciente.

Propósito de la Escala de ansiedad de Hamilton. La escala de ansiedad de Hamilton es un instrumento de evaluación clínica que se utiliza para medir el grado de ansiedad de una persona. Asimismo, es un instrumento que pueden utilizar tanto los médicos como los psiquiatras, pero teniendo claro que no determina el diagnóstico de un trastorno concreto (aunque sí puede ayudar al mismo). Pero hay un problema con este recurso clínico que están percibiendo ya los profesionales de la salud, ya que La escala de Ansiedad de Hamilton es de libre acceso, cualquiera puede descargarse el instrumento o incluso realizar la prueba online. Así, es común que muchas personas acudan ya hasta sus médicos con el diagnóstico hecho: "padezco ansiedad severa".

Cabe decir que esto no es lo adecuado. Este tipo de prueba, como cualquier otra propia de la evaluación clínica, debe hacerse por profesionales especializados. Aún más, la escala de ansiedad de Hamilton cuenta con otro ítem donde el propio investigador debe valorar en qué estado ha realizado la prueba el paciente. Es prioritario por tanto que seamos rigurosos en este aspecto, porque según nos revelan estudios, como los llevados a cabo por los psiquiatras Katherine Shear y Vander Bilt en un estudio, en la escala de ansiedad de Hamilton, la propia entrevista durante la administración de la prueba es clave para el buen diagnóstico.

Para concluir, solo cabe mencionar un aspecto esencia, la escala de ansiedad de Hamilton es un recurso de libre acceso, y podemos usarla si así lo deseamos; no obstante, son nuestros psiquiatras o psicólogos quienes están verdaderamente habilitados para hacer la evaluación y el diagnóstico. Y en estos casos, valorar aspectos como el tono de voz del paciente, su postura, la claridad para entender o no las preguntas son claves para realizar una evaluación correcta. Más tarde, y en base al resultado se llevará a cabo una estrategia u otra. El propósito del doctor Hamilton en los años 60 era poder obtener un perfil ajustado y fiable del nivel de ansiedad de cada persona. Solo así seremos capaces de actuar del mejor modo y de la forma mas ajustada.

Adaptación del test de ansiedad de Hamilton

A continuación, le ofrecemos una adaptación más corta del test de ansiedad de Hamilton para que pueda saber si tiene o no ansiedad. Es importante mencionar que, al ser una adaptación online, no tiene la misma validez que el test original, por lo tanto, si has puntuado alto, es importante que acudas a un profesional para que confirme tu diagnóstico.

Mi cabeza está llena de preocupaciones y me espero lo peor ante una situación:

(1,2,3,4,5)

Totalmente en desacuerdo

Totalmente de acuerdo

Me cuesta mucho relajarme, me encuentro en una situación de tensión y me sobresalto con facilidad:

(1,2,3,4,5)

Totalmente en desacuerdo

Totalmente de acuerdo

Tengo muchos miedos: a la oscuridad, los desconocidos, a quedarme solo:

(1,2,3,4,5)

Totalmente en desacuerdo

Totalmente de acuerdo

Me cuesta mucho dormirme y me suelo despertar cansado/a:

(1,2,3,4,5)

Totalmente en desacuerdo

Totalmente de acuerdo

Me noto deprimido/a la mayor parte del tiempo:

(1,2,3,4,5,)

Totalmente en desacuerdo

Totalmente de acuerdo

Me cuesta mantener la atención y concentrarme:

(1,2,3,4,5,)

Totalmente en desacuerdo

Totalmente de acuerdo

Noto mis músculos en tensión, me duelen e incluso a veces puedo notar cómo se sacuden mis dientes:

(1,2,3,4,5)

Totalmente en desacuerdo

Totalmente de acuerdo

Percibo una opresión en el pecho, tengo la sensación de que me ahogo y no puedo respirar:

(1,2,3,4,5)

Totalmente en desacuerdo

Totalmente de acuerdo

Me cuesta tragar, tengo estreñimiento y me cuesta digerir pequeñas cantidades de comida:

(1,2,3,4,5)

Totalmente en desacuerdo

Totalmente de acuerdo

Tengo la boca seca, sensaciones de vértigo y me duele la cabeza sin razón alguna:

(1,2,3,4,5)

Totalmente de acuerdo

Totalmente en desacuerdo

Final del formulario

AYUDA PSICOLÓGICA AL PACIENTE PROSTÁTICO

La preparación psicológica del paciente prostático comienza desde que se le explican aspectos médicos relacionados con la glándula, que van desde su anatomía, informaciones generales de tratamientos médicos, hasta esa gran mayoría que son operados de la próstata que incluyen el pre y postoperatorio, y a cada paso de las 24 horas antes y 48 después de la operación, es muy importante lo relacionado con el control sobre sí mismo, consideraciones emocionales como la ansiedad y cualquier tipo de reacción que pueda producirse como consecuencia del estrés durante esos períodos, o de enfermedades psiquiátricas previas.

De ahora en adelante todos los enfoques deben hacerse desde el punto de vista terapéutico. Es muy importante tener presente que el paciente se inicia en la búsqueda de una mejor calidad de vida. Todos esos malos hábitos relacionados con la alimentación, educación de esfínteres (para la micción y la defecación), alcohólicos, tabáquicos, cafeínicos, sedantes e hipnóticos y otros que requerirán asesoramiento médico, puesto que su suspensión debe ser monitoreada, para apaciguar síntomas de abstinencia como la ansiedad, dolor de cabeza, intranquilidad motora, insomnio, sobre todo a los dependientes de benzodiacepinas. Llegó el momento de cambiar, dejar los malos hábitos de una vez por todas, darle otro curso y buscar mejor calidad vida. Si tiene que ser intervenido quirúrgicamente no esperar el último momento para cambiar a hábitos sanos, de no hacerlo a tiempo estos le afectarán considerablemente a través de los síntomas de abstinencia en cualquier tipo de tratamiento que se realice para la enfermedad prostática.

Pensamientos que conllevan a acciones no convenientes y en un momento lo arrastran sin hacer ningún esfuerzo para oponerse a ellos; después, ya tarde, puede reconocer que estaba errado; algunas dan una segunda oportunidad, pero ya ha perdido el tiempo. Las que no dan otra oportunidad le llevarán a un grave e irreversible error. No perder los objetivos en la búsqueda de salud, que no siempre están claros, y a veces ante un pensamiento de duda o que parece errado tenemos que buscar ayuda, hasta encontrar nuevamente el verdadero camino.

Para que la mente pueda avalar las expectativas acerca de los resultados que se obtendrán con el tratamiento psicológico o quirúrgico, estos estarán directamente relacionados con la condición previa como: factores hereditarios, edad, si padecía algún trastorno mental, frecuencia de actividad sexual, tipo de pareja, que no sirva el tratamiento como excusa para justificar sus fallas sexuales previas haciéndolas ver como nuevas si ya existían, buscar objetivos que no están contemplados en los resultados de la terapia, y todo por no aclararle previamente los posibles resultados que se producirán y los que se esperan posteriormente, antes que dejar estos al libre albedrío de la imaginación del paciente. Se debe estar pendiente de cambios que aparecen regularmente en cada persona, por factores tanto externos o internos como en la frecuencia e intensidad sexual, ya que factores de tipo emocional pueden hacer variar las características de actividad sexual de una persona, desde la hipersexualidad hasta ninguna respuesta. Las consecuencias más frecuentes de estos cambios son la ansiedad y la depresión.

La psicoterapia se basa en la interacción regular entre el psiquiatra, el psicólogo o el terapeuta y el paciente, con el objetivo de ayudar a la persona a modificar sus pensamientos negativos o distorsionados, cambiar su conducta y superar así los problemas de la manera más eficaz. Cuando se trata de un paciente prostático, hacemos alusión a una persona que, además de sufrir de la próstata, puede ser objeto de cualquier patología psiquiátrica a las que puede estar expuesta todo ser humano, con las consideraciones propias de aquellos factores que propenden a que se padezca uno u otro tipo de enfermedad. De allí que al pensar en recursos psicoterapéuticos para orientar y ayudar a un paciente prostático tenemos una gama de posibilidades que van desde el diván de un psicoanalista, Coaching, terapia cognitiva, Terapia de la conducta, Gestalt, AT, Mindfulness hasta cualquier profesional de la salud que haga psicoterapia de apoyo a través de explicaciones sobre la forma, ubicación, el funcionamiento, enfermedades de la glándula prostática, etc., por constituir estas informaciones y aclaratorias formas de disminuir, atenuar, eliminar los que no sirven o crear mecanismos psicológicos de defensa del yo que van a quitar la angustia, dudas, preocupaciones que se tejen sobre las bases del desconocimiento del paciente sobre el problema que le aqueja, o en el mejor de los casos de todo aquello que preventivamente le permite disminuir su incertidumbre sobre esta glándula y las altas posibilidades de todo hombre de presentar una patología prostática en el curso de su vida.

PSICOTERAPIA DE APOYO

La psicoterapia de esclarecimiento, breve y de apoyo son métodos en los que el análisis de la comunicación verbal, la comprensión y la relación paciente terapeuta son utilizados para intentar aliviar el sufrimiento emocional, mejorar las relaciones interpersonales y enriquecer el crecimiento de la personalidad.

La psicoterapia de apoyo hace énfasis en movilizar las fortalezas del paciente para aumentar su autoestima. Usa las defensas adaptativas y las estrategias de afrontamiento del paciente de un modo positivo, para que éste se enfrente mejor a su situación de enfermedad orgánica o crisis vital. Surge de las teorías del psicoanálisis y se fundamenta en él, aunque está orientada a tratar gran diversidad de pacientes y cuadros clínicos. Uno de sus elementos centrales es la alianza terapéutica. Vamos a conocer con detalle en qué consiste este tipo de intervención. Actualmente muchas escuelas psicoterapéuticas, enfoques y técnicas la utilizan; se trata de un tipo de intervención centrada en tres objetivos fundamentales: posibilitar la expresión de sentimientos, reforzar las defensas y contener la ansiedad. Más concretamente, se orienta a mantener o reforzar las defensas adaptativas del paciente, de forma que éstas le permitan sobrellevar lo mejor posible su día a día o su situación, enfatiza en movilizar las fortalezas del paciente para aumentar su autoestima, usa las defensas adaptativas y las estrategias de afrontamiento del paciente de un modo positivo, para que éste se enfrente mejor a su situación de enfermedad o crisis vital.

En cuanto a las indicaciones de la psicoterapia breve y de apoyo, no se requiere que el paciente tenga cualidades psicológicas especiales, se suele utilizar en una serie muy amplia de trastornos y tipologías de pacientes. La indicación depende de la situación clínica específica, más que del tipo de psicopatología, desde una simple infección urinaria, pero cuyo origen puede ocasionar un conflicto familiar, hasta aquellos casos donde se le informa al paciente que tiene un cáncer de próstata.

Se considerará que cuanto más grave sea la crisis y mayor sea la fragilidad del paciente, mayor apoyo requerirá el mismo; de la misma forma, también necesitará más apoyo cuanto más deteriorada o dañada esté su estructura psíquica.

Una vez que se ha escuchado detalladamente al paciente durante la entrevista, se formula su caso, la que consiste en un conjunto de hipótesis acerca de las causas, precipitantes e influencias que mantienen los problemas del paciente. Se trata pues de una conceptualización de su caso, más allá del diagnóstico o la psicopatología. Luego de definida la situación se hacen acuerdos de cómo llevar a cabo la terapia, lo que origina un sentido de responsabilidad del tratamiento. Aunque parezca obvio, en la terapia se trata de escuchar, haciéndolo con calidad, con respeto y de forma atenta al paciente. Si se realiza una escucha activa adecuada, el paciente se sentirá libre de expresar a su manera sus sentimientos, emociones, temores y conflictos.

COACHING TERAPÉUTICO

El Coaching Terapéutico es un proceso conversacional colaborativo y orientado a objetivos que pretenden ayudar a individuos, grupos o equipos a lograr un cambio positivo.

Suele centrarse en el presente y el futuro, a diferencia de otras terapias que también intentan integrar y comprender las experiencias pasadas.

Más allá de las definiciones clásicas, el coaching se basa en las experiencias, es una herramienta con la que se pueden obtener los cambios para solucionar problemas personales en relación al autoconocimiento, autoestima, miedos, confianza en ti, relaciones personales, etc., para conseguir cambios y nuevos objetivos en la vida. Tú eres la persona que va a catalizar tus cambios y transformaciones, el coach te acompañará en ese camino. Encuentras muchas cosas que antes no podías descubrir y ahora adquieren claridad, y puedes hallar soluciones y nuevas formas de enfrentar las cosas con la seguridad de tu coach, dejando a un lado todo lo que te entorpecía y te impedía resolver tus problemas, a la par de sentir un crecimiento personal continuo.

Entre muchos otros recursos que se pueden usar para enfrentar las alteraciones emocionales que frecuentemente se presentan como consecuencia de padecer una enfermedad orgánica, en el caso que nos ocupa, referida a la glándula prostática, aunado a ello alteraciones psicológicas que podían previamente existir, está la relajación muscular, la que constituye un excelente recurso de apoyo psicoterapéutico. Existen muchas técnicas, presentaremos una de las de mayor uso y beneficiosa, pese a tantos años transcurridos después de su creación.

ENTRENAMIENTO AUTÓGENO DE SCHULTZ. RELAJACIÓN MUSCULAR

A partir de 1912, el médico neurólogo J.H. Schultz observó que en la hipnosis se daban siempre sensaciones de peso y de calor. Esto le indujo a trabajar en torno a que estos efectos se pudieran producir también mediante un proceso de sugestión producido por uno mismo a través de la palabra, por ello la denominación de Autógeno.

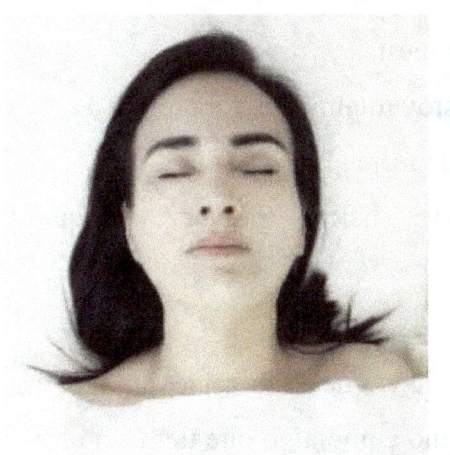

El método de entrenamiento Autógeno consta de dos partes o ciclos, conocidos como inferior y superior. Se basa en percepciones de pesadez, causadas por la relajación músculo-esquelética y el calor debido al incremento de la circulación periférica y la consiguiente dilatación de los vasos sanguíneos.

Este método para superar el estrés y la ansiedad, concentrándose en sensaciones de las distintas partes del cuerpo. Es fácil de aprender, y el procedimiento se puede realizar en poco tiempo y en cualquier situación. En diferentes momentos se podría sentir que el cuerpo y las extremidades se ponen más calientes y pesadas y son señales normales de que la técnica es efectiva y de que el individuo se está relajando. Puede ser utilizado en cualquier momento que nos apetezca, pero es especialmente útil cuando hemos llegado a un nivel de estrés, inquietud o miedo insoportable que nos desborda.

Preparación: Para la realización del mismo debemos tener en cuenta: Ambiente, sala o habitación en silencio y con una iluminación escasa y agradable. Es recomendable apagar los teléfonos y pedir colaboración en la casa. Ha de crearse un ambiente silencioso y con luz muy tenue.

Posición: se escoge una posición lo más cómoda posible: puede ser acostado o sentado, de ser posible tendido en el suelo, como mirando hacia el techo (posición supina), las palmas de las manos hacia arriba, pronación, los pies ligeramente hacia fuera y los ojos cerrados. Si se escoge la posición acostado podría dormirse, y ahora no buscamos eso. Temperatura adecuada; la habitación tiene que tener una temperatura moderada (ni alta ni baja) para facilitar la relajación. Frecuencia: dos sesiones al día de 10 a 15 minutos en un principio. Más adelante se realizarán 30 minutos.

Duración: el programa deberá efectuarse durante tres o seis meses.

Metodología: deberá ser progresiva, por partes, debiendo llevar el orden correcto.

Recomendaciones:

Estar completamente concentrados en las frases propuestas.

Empezar siempre por la sintonización de reposo "estoy totalmente tranquilo".

Terminar la sesión lentamente y sin incorporarnos de forma brusca.

En situaciones cotidianas: evocar las sensaciones físicas (pesadez, tranquilidad, respiración, calor, etc.).

La experiencia tiene que resultar satisfactoria.

Durante la práctica del entrenamiento autógeno hay que esforzarse en repetir las diferentes fórmulas propuestas, no como algo ajeno, sino como algo que tiene un objetivo, dándole un sentido monótono y rítmico, intentando que nuestra mente esté completamente centrada en la frase propuesta. Por otro lado, tenemos que entregarnos a los diferentes ejercicios sin una gran presión por el rendimiento, asumiendo que se está en período de aprendizaje y que estos muchas veces cuestan y son lentos. Los resultados son paulatinos, las sensaciones se producen con la práctica.

Inicio:

En una postura cómoda, tumbado o sentado, cierra los ojos e induce la sintonización de reposo mediante la frase "estoy totalmente tranquilo" varias veces. Estas palabras deben ser pronunciadas o mentalizadas todas las veces que haga falta hasta que se hayan interiorizado. Esto significa que a medida que las vaya pronunciando deben empezar a hacerte sentir mejor, más tranquilo y sosegado.

Pasarán así de ser unas simples palabras a convertirse en un estado de ánimo.

No sigas al siguiente paso hasta que las palabras se hayan transformado en el referido estado de ánimo.

Permítete sumergirte en un cómodo estado de relajación.

Cada frase inductora de la sensación deberá ser repetida unas 6 veces

Ejercicio 1: pesadez

Presta atención al brazo derecho. Pausa

Limítese a pensar en la frase "mi brazo derecho me pesa mucho, me pesa mucho. Pausa

Sienta como pesa su brazo derecho. Pausa

El brazo derecho pesa mucho, pesa mucho. Pausa 5" (segundos).

Estoy completamente tranquilo y relajado. Pausa 5"

No hay nada que tenga que hacer. Pausa

El brazo derecho pesa mucho, mucho, mucho. Pausa 5"

Cada vez estoy más tranquilo y relajado. Pausa 5"

Mi brazo derecho pesa mucho. Pausa

Estoy relajado y tranquilo. Pausa

Mi brazo derecho es muy pesado. Pausa 5"

Estoy completamente tranquilo. Pausa

Posteriormente se repiten los ejercicios con brazo izquierdo, pierna derecha y pierna izquierda.

Finalizar con:

Estoy totalmente tranquilo. Pausa

Mis brazos y mis piernas pesan mucho

No siga al paso siguiente hasta que las palabras hayan transformado la idea en una sensación real de pesadez en todo su cuerpo.

Ejercicio 2: calor.

El calor produce la relajación de todo el cuerpo, así que al igual que en el paso anterior, convertiremos estas palabras en una sensación real en nuestro cuerpo.

Preste atención al brazo derecho. Pausa

Limítese a pensar en la frase "mi brazo derecho está caliente, muy caliente". Pausa

Sienta el brazo derecho caliente. Pausa

El brazo derecho está caliente. Pausa 5"

Mi brazo derecho está pesado y caliente

Estoy completamente tranquilo y relajado. Pausa 5"

No hay nada que tenga que hacer Pausa

El brazo derecho está caliente Pausa 5"

Cada vez estoy más tranquilo y relajado. Pausa 5"

Mi brazo derecho está muy caliente. Pausa

Estoy relajado y tranquilo. Pausa

Mi brazo derecho esta pesado y caliente. Pausa 5"

Estoy completamente tranquilo.

Posteriormente se repiten los ejercicios con brazo izquierdo, pierna derecha, pierna izquierda y finaliza

Estoy totalmente tranquilo. Pausa

Mis brazos y mis piernas pesan mucho. Pausa 5"

Mis brazos y mis piernas están calientes.

No siga al paso siguiente hasta que las palabras hayan transformado la idea en una sensación real de calor en todo tu cuerpo.

Ejercicio 3: regulación del ritmo cardiaco.

En esta fase vamos a regular el ritmo del corazón, porque todos sabemos que los sentimientos como los nervios y el miedo aceleran su función.

Al igual que en los otros pasos, no seguiremos a la fase siguiente hasta que esas palabras se hayan transformado en una realidad para nuestro corazón.

Seguramente tendrá que repetirlas en voz alta o mentalmente durante un rato largo. Tómese todo el tiempo que necesite para ello.

Coloque con suavidad su mano derecha sobre el pecho, sobre su corazón. Pausa.

Piense en la frase "mi corazón late tranquilo y fuerte". Pausa

Mi corazón late tranquilamente. Pausa

Estoy completamente tranquilo. Pausa

Mi corazón late tranquilo y fuerte. Pausa

Tranquilo y fuerte. Pausa 5"

Estoy completamente tranquilo. Pausa

No hay nada que tenga que hacer. Pausa 5"

Mi corazón late fuerte y tranquilo.

Ejercicio 4: respiración.

Ahora, después de haber relajado los músculos y regulado la actividad del corazón llega el momento de normalizar la respiración.

Una vez más debe conseguir que las palabras dejen de ser simples ideas y se conviertan en una sensación real.

Si necesita respirar profundamente en algún momento, siéntese libre de hacerlo.

No siga al paso siguiente si su respiración no lleva un ritmo tranquilo y natural.

Estoy totalmente tranquilo. Pausa

Mi respiración es tranquila y pausada. Pausa

No tengo que esforzarme por respirar. Pausa

Mi respiración es libre y fácil. Pausa

Mi respiración es tranquila, fácil y pausada. Pausa 5"

Estoy totalmente tranquilo y relajado. Pausa

Mi respiración es libre, fácil y carente de esfuerzo. Pausa 5"

Estoy totalmente tranquilo.

Ejercicio 5: plexo solar.

El plexo solar, topográficamente ubicado en el medio y parte superior del abdomen, por encima del ombligo. Coloquialmente: "boca del estómago", es toda la zona del aparato digestivo y que suele estar siempre revuelta en casos de estrés o de miedo.

El calor tranquilizará esta zona y te ayudará a alcanzar un mayor grado de relajación. Repite las palabras hasta que se conviertan en una sensación corporal real.

Me centro en la zona inmediatamente superior al ombligo. Pausa

Imagino rayos solares que emergen de esta área, rayos cálidos. Pausa

Mi plexo solar irradia calor. Pausa 5"

Calentando y relajando todo mi interior. Pausa

Estoy completamente tranquilo. Pausa 5".

Rayos de sol que brotan cálidos y suaves. Pausa

Mi plexo solar irradia calor. Pausa 5".

Estoy completamente tranquilo y relajado. Pausa

Mi plexo solar irradia calor. Pausa 5".

Mi plexo solar irradia calor. Pausa 5".

Ejercicio 6: frente.

Aquí relajaremos la actividad cerebral concentrándonos en la frente.

Las palabras claves son las que evocan la sensación de "frescura agradable sobre la frente".

Repita una y otra vez esas palabras, mentalmente o en voz alta, hasta que la pesadez cerebral haya desaparecido.

Cuando lo haya conseguido ya habrá terminado el ejercicio

Me concentro en mi frente. Pausa 5"

Pienso en la frase "mi frente está agradablemente fresca". Pausa 5".

Como si un paño húmedo estuviera colocado sobre ella. Pausa 5"

Mi frente está fría y relajada. Pausa 5"

Mi frente está agradablemente fresca. Pausa 5"

Estoy totalmente tranquilo. Pausa 5"

Mi frente está agradablemente fresca. Pausa 5"

Mi frente está fría y relajada. Pausa 5"

Abre lentamente los ojos. Pausa

Disfrute de la sensación de tranquilidad y relajación. Pausa 5"

Ya ha terminado el ejercicio, puede incorporarse lentamente. Después tenga en cuenta que no podrá volver rápidamente a la vida agitada, así que descanse un rato y vaya recuperando el vigor con leves movimientos, encienda la luz y acostúmbrate a ella, beba un vaso de agua.

La versión original fue traducida en estos términos, con discretas diferencias.

Recuerde que el mejor momento para entrenarse es cuando el estado de salud psíquico, físico y social es favorable; así, cuando lleguen los inevitables momentos de adversidad podrá afrontarlos más fácilmente.

Así como Huber resumió el Método de relajación de Schültz, y una vez que tienes control y facilidad para relajarte, tú puedes crear un método personalizado, que te permite abreviar tiempo para lograr la relajación. Nunca se debe tratar de aprender a relajarse en momentos de estrés porque te resultará difícil y a lo mejor imposible; debe de ser como prepararse durante la paz para la guerra. Una vez que tienes total dominio de un método de relajación, con solo una señal que tú has creado durante el entrenamiento, en momentos de estrés o de conflicto podrás dar inicio al proceso de relajación en forma inmediata. Es algo comparable al teclado de una computadora, al comienzo tienes que buscar letra por letra para lograr escribir una palabra, pero cuando ya conoces muy bien dicho teclado puedes escribir rápido, sin ver ni tener que buscar las letras.

El estado de ansiedad que se origina por estrés, entre otros motivos, produce en el cuerpo un aumento de la tensión muscular, por eso decimos: "estoy tenso". Los psicótropos benzodiacepínicos tienen una acción relajante, de manera que cuando logras hacerlo en forma fisiológica estás adquiriendo un arma para enfrentarte al estrés sin recurrir a sustancias que producen dependencia psicológica, física o ambas a la vez. Indudablemente que, cuando hay un estado de angustia que escapa a tu control, se mantiene en el tiempo e interfiere con tus actividades regulares, debes de consultar a un médico, pueden estar suficientemente justificados los psicofármacos relajantes, y si hay que usarlos lo decide tu médico tratante.

Es importante recordar que, si bien estas técnicas constituyen una gran ayuda para combatir la ansiedad, el paciente prostático a su vez puede ser portador de cualquier patología psiquiátrica, de las que la mayoría tienen como elemento común la ansiedad, por lo que el uso de la técnica de relajación será de gran utilidad.

PSICOTERAPIA DE APOYO TIPO ESCLARECEDORA

ANATOMÍA, DESARROLLO Y FUNCIONAMIENTO DE LA PRÓSTATA

Estos conocimientos van a tener un efecto ansiolítico, ya que disminuyen en el paciente el temor a lo desconocido al apropiarse de algo que, pese a formar parte de su propio organismo, siempre le fue totalmente desconocido, y generalmente una vez que se enferma es cuando pasa a ser mayor su interés en adquirir nociones de ellos.

En griego antiguo la glándula prostática se le llamaba "*parastátes*", que significaba estar al lado, que asiste, asistente, de las voces griegas "pro", delante de o previo, "sta", estar o colocar y "tes", que hace. Se refiere a una glándula pequeña irregular, de color rojizo que tienen algunos mamíferos machos ubicada delante del recto, unida al cuello de la vejiga rodeando la uretra y que secreta un líquido blanquecino y viscoso. El término próstata se origina por la mala lectura de un manuscrito de Galeno en donde se confunde con la palabra griega "prostátes", que no se usó en medicina y tiene muy poco sentido desde el punto de vista etimológico. Entre las ironías de la vida encontramos que próstata es una palabra femenina con la que se menciona a una glándula exclusiva del macho.

En relación a la anatomía descriptiva, la próstata, es un órgano que tiene forma de pirámide invertida, que se tiende a comparar con una nuez; en los jóvenes tiene como dimensiones normales: ancho 3.4 cm., largo 4.6 cm., espesor 2.3 cm aproximadamente, con una parte muscular y otra glandular y que con los años aumenta de tamaño. Está localizada en la cavidad pélvica del hombre, detrás del pubis, delante del recto, debajo de la vejiga, rodea el primer segmento de la uretra —el conducto que lleva la orina y el semen al pene, y de allí hacia afuera del cuerpo— justo por debajo del cuello vesical como una especie de flotador, en el punto donde la uretra se conecta a la vejiga. Topográficamente está ubicada debajo del ombligo; por ello cuando la próstata crece hay dificultades al orinar o en las relaciones sexuales. Posee aberturas de conductos que van hacia la sección prostática de la uretra. Sirve para la producción de líquido seminal, el que forma parte del semen o esperma. Esta se mantiene pequeña durante toda la niñez y comienza a crecer en la pubertad bajo el estímulo de la progesterona. Aunque su tamaño varía con la edad, en hombres jóvenes y sanos la glándula normal tiene el tamaño de una "nuez"; su peso en la edad adulta es de 20 gramos.

Diagrama que muestra la localización de la glándula prostática.

Esta glándula constituye parte del sistema urinario y reproductor, relacionándose anatómicamente con otras estructuras como los conductos deferentes y las vesículas seminales. Se ha popularizado el concepto de la anatomía de la próstata por zonas; identificándose tres partes: zona periférica, zona central y zona de transición. La irrigación arterial de la próstata se deriva de las arterias vesical inferior, pudenda interna y rectal media (hemorroidal). Las venas drenan desde la próstata al plexo periprostático, que está conectado con la vena dorsal profunda del pene y las venas ilíacas internas (hipogástricas). La glándula prostática recibe una abundante inervación de los plexos nerviosos simpático y parasimpático, con un buen drenaje linfático. Produce una secreción líquida que forma parte del semen, la que contiene sustancias que proporcionan nutrientes y un medio adecuado para la supervivencia de los espermatozoides.

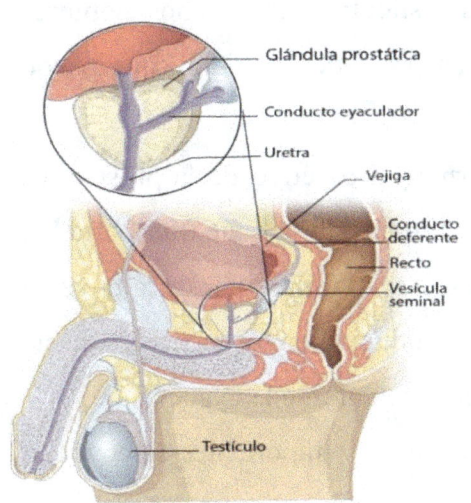

Si más adelante pretendemos abordar el tema de las enfermedades de la próstata, haciendo énfasis en aspectos emocionales y psiquiátricos como parte fundamental de estas, es necesario revisar su desarrollo y funcionamiento como elementos importantes muy ligados a los cambios psicológicos que pueden presentar las personas como consecuencia de las disfunciones de esta glándula. Es bien sabido que cualquier apoyo de tipo emocional en estos casos comenzará por aportarles conocimientos de algo tan orgánico como su anatomía y funcionamiento; más aún, sabiendo que la mayoría de los hombres toman interés en conocer un poco sobre ella cuando ya están enfermos, o cuando están por encima de los cuarenta a cincuenta años de edad.

Esta glándula se mantiene de un tamaño casi estacionario hasta la edad de los veinte años, de allí en adelante y en cuanto a las edades su tamaño varía considerablemente, no sólo bajo la influencia de la progesterona, sino también debido a la maduración natural y el envejecimiento. Su crecimiento normalmente evoluciona de la siguiente manera: los recién nacidos tienen una próstata del tamaño de un guisante; de 11 a 16 años puede alcanzar el tamaño de una nuez, atribuible a la pubertad y adolescencia. De los 18 a 22 años alcanza su tamaño estándar de unos 30 gr. De 40 a 50 años aparecen los cambios naturales relacionados con la edad; si sucede un proceso patológico la proliferación del tejido prostático se acelera, de lo contrario se conserva sin modificaciones hasta los cincuenta años de edad, aproximadamente. En ese momento en algunos la próstata comienza a involucionar, a la vez que disminuye la producción de progesterona por los testículos. En muchos hombres ancianos es frecuente que se desarrolle un fibroadenoma prostático benigno, que puede causar obstrucción urinaria.

Como parte del sistema reproductor masculino, el principal objetivo de la próstata es secretar un fluido levemente alcalino que forma parte del fluido seminal que transporta los espermatozoides. Durante el clímax (orgasmo) masculino, el tejido muscular de la próstata ayuda a expulsar el fluido prostático, además del esperma producido en los testículos, hacia la uretra. Luego, el semen sale del cuerpo por la punta del pene durante la eyaculación.

La testosterona y otras hormonas sexuales masculinas son muy importantes de conocer, a las que en conjunto se les denominan andrógenos, los que juegan un papel determinante en todo lo referente a la sexualidad masculina en las diferentes etapas de su desarrollo, y consideradas las responsables de las características distintivas del cuerpo masculino.

FUNCIÓN SEXUAL Y REPRODUCTORA DEL HOMBRE.
PARTICIPACIÓN DE LA PRÓSTATA

La función sexual es la responsable de la preservación de la especie humana, gracias a la existencia del aparato sexual masculino y femenino, en una complicada y perfecta participación y aportes necesarios para el acto de la fecundación que va a culminar en la creación y reproducción del ser humano.

Aparato reproductor masculino.

En esta ilustración se muestran los órganos masculinos que juegan un papel importante en el acto de la fecundación del óvulo para la formación del huevo o cigoto, el que generará

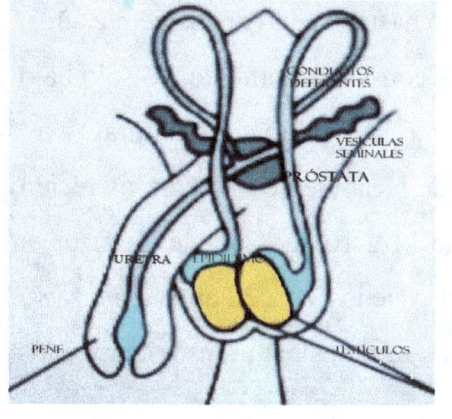

el futuro embrión. La uretra además de transportar orina, durante el orgasmo a través de la misma se eyacula el semen. Los testículos son glándulas que producen hormonas y los espermatozoides que el conducto deferente transporta desde el epidídimo hasta el pene. Durante la excitación sexual los espermatozoides salen del epidídimo a través del conducto deferente donde se mezclan con el líquido producido en las vesículas seminales y la próstata para formar el semen. El semen ayuda a nutrir a los espermatozoides y a transportarlos.

FUNCIÓN REPRODUCTORA Y RELACIÓN HORMONAL DEL HOMBRE

Se pueden considerar tres apartados principales: la formación de los espermatozoides, el acto sexual y la regulación reproductora de carácter hormonal. Para su mejor comprensión comenzaremos describiendo la anatomía y fisiología de los órganos sexuales del hombre.

El testículo tiene hasta novecientos túbulos seminíferos, y cada uno tiene más de medio metro de longitud, en los que se forman los espermatozoides, los que se vacían después en el epidídimo, que es otro tubo en espiral que tiene más de seis metros de longitud, este a su vez desemboca en el conducto deferente, el que inmediatamente antes de entrar en la glándula prostática se ensancha para formar la ampolla del conducto deferente. Las vesículas seminales colocadas a cada lado de la próstata se vacían en el extremo prostático de la ampolla, y el contenido de la ampolla y de la vesícula seminal pasa al conducto eyaculador que atraviesa el cuerpo de la próstata para desembocar en la uretra interna, los conductos de la próstata se vacían a su vez en el conducto eyaculador. Finalmente, la uretra es el último eslabón de la comunicación del testículo con el exterior. La uretra está provista de moco derivado de numerosas glándulas uretrales localizadas en toda su longitud, y más aún, una cantidad de glándulas bulbo-uretrales, también denominadas glándulas de Cowper, localizadas cerca del nacimiento de la uretra.

APORTE DE LA PRÓSTATA EN EL ORIGEN DE LOS ESPERMATOZOIDES

Los túbulos seminíferos contienen gran cantidad de células epiteliales, llamadas espermatogonias las que migran hacia el centro de unas células muy grandes llamadas de Sertoli, que son las que controlan el proceso de formación de los espermatozoides, las que unidas entre sí forman una barrera que impide que cualquier molécula pueda interferir en la conversión de espermatogonias en espermatozoides. En este proceso se garantiza que se replique el ADN de los cuarenta y seis cromosomas, resultando que cada espermatide (los que por otros procesos se convertirán en espermatozoides, lo que en total dura unos sesenta y cuatro días) contiene veintitrés cromosomas, solo la mitad de los genes, de manera que el espermatozoide que fecunda al óvulo femenino solo aporta la mitad del material genético al huevo fecundado, y el óvulo la otra mitad.

En la formación del espermatozoide participan diversos factores hormonales, al igual en su maduración, y cada uno de los órganos anatómicos referidos cumplen diversas funciones, la próstata en particular secreta un líquido poco denso, lechoso que contiene electrólitos y enzimas, que va a contribuir a dar más volumen del semen. La alcalinidad del líquido prostático es importante para el éxito de la fecundación del óvulo, pues el líquido del conducto deferente es relativamente ácido, por la presencia de ácido cítrico y en consecuencia ayuda a inhibir la fertilidad de los espermatozoides, además, las secreciones vaginales de la mujer son ácidas (pH de 3,5 a 4) y los espermatozoides para alcanzar una buena motilidad requieren de un pH de 6 a 6.5. Por lo que es posible que el líquido prostático ayude a neutralizar la acidez de otros líquidos tras la eyaculación y facilite la movilidad y fertilidad de los espermatozoides.

El área de la sexualidad en el hombre cada vez es más extensa, lo que nos dificulta el establecimiento de límites entre la salud y la enfermedad desde el punto de vista sexual. Hay muchas variables en el área sexual contempladas dentro de la normalidad, pero que van a crear problemas tanto en lo personal como en lo familiar. Cuántos matrimonios se terminan por el aparente simple hecho de una frecuencia sexual diferente, por la aparición de "variantes fisiológicas" tanto en el hombre como en la mujer, y cuántas otros por problemas prostáticos que pasan desapercibidos y secundariamente acarrean disfunciones sexuales.

El acto sexual masculino tiene como fuente más importante señales nerviosas sensitivas para su iniciación. Los órganos sexuales a través del nervio pudendo, luego por el plexo sacro, para seguir ascendiendo por la médula espinal hasta llegar al encéfalo hacen efectiva su participación. Los impulsos pueden penetrar en la médula a través de áreas físicas externas como: la piel, escroto, pene, epitelio anal, las estructuras perineales en general y cualquier otra parte del cuerpo. También pueden originarse en estructuras internas como zonas irritadas de la uretra, la vejiga, próstata, vesículas seminales, testículos y el conducto deferente. De hecho, una de las causas del impulso sexual es que estos órganos estén llenos de secreciones. La inflamación e infección de estos órganos puede originar estímulos sexuales con un deseo casi ininterrumpido.

RESPUESTA SEXUAL HUMANA EN EL HOMBRE

Es clara la participación de factores psíquicos en la respuesta sexual masculina; de hecho, estímulos psicológicos como pensamientos adecuados pueden facilitar en mucho la capacidad de una persona para realizar el acto sexual, o incluso soñar que se está realizando y poder culminar en eyaculación. En efecto, en muchos varones se producen eyaculaciones nocturnas durante el sueño, especialmente en la adolescencia, menos frecuente en otras edades. De manera que, la respuesta sexual humana en el hombre es el resultado de mecanismos intrínsecos integrados en la médula sacra y lumbar, y estos mecanismos pueden iniciarse tanto por estimulación psicológica del encéfalo o por una estimulación sexual real, pero habitualmente por una combinación de ambos.

Capítulo III

APARATO URINARIO Y PRÓSTATA

Si vamos a abordar temas que están directamente relacionados con el aparato urinario y la función reproductora, es necesario adentrarnos previamente en sus estructuras y el funcionamiento del mismo, dado que los síntomas que se presentan en los pacientes prostáticos van a estar, generalmente, precedidos por las dificultades para orinar (micción).

El aparato urinario comprende una serie de órganos, tubos, músculos y nervios que trabajan en conjunto para producir, almacenar y transportar orina. Consta de dos riñones, dos

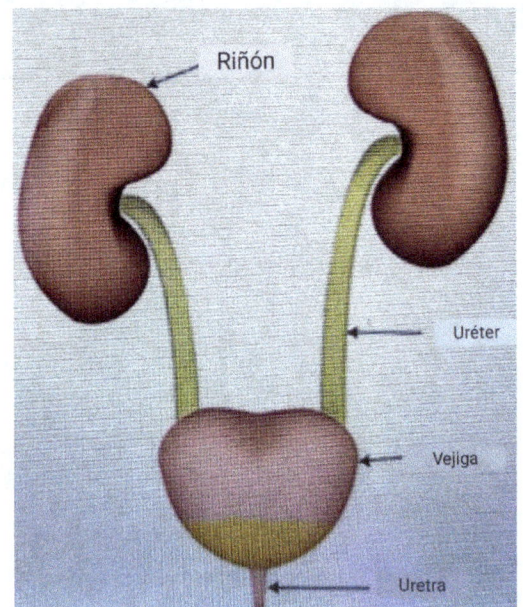

uréteres, la vejiga, dos músculos esfinterianos y la uretra.

¿Cómo funciona el aparato urinario?

El cuerpo absorbe los nutrientes de los alimentos y los usa para el mantenimiento de toda función corporal, incluida la energía y la auto reparación. Una vez que el cuerpo absorbe lo que necesita de los alimentos, los productos de desecho permanecen en la sangre y el intestino. El aparato urinario trabaja con los pulmones, la piel y los intestinos —los cuales también excretan desechos— para mantener en equilibrio las sustancias químicas y el agua del organismo. Los adultos eliminan cerca de un litro y medio de orina al día. Esta cantidad depende de ciertos factores, especialmente de la cantidad de líquido y alimento que una persona ingiere y de la cantidad que pierde al sudar y respirar. Ciertos tipos de medicamentos pueden afectar la cantidad de orina que el cuerpo elimina. El aparato urinario elimina de la sangre un tipo de desecho llamado urea. Esta se produce cuando los alimentos que contienen proteínas, tales como la carne de res, carne de aves y ciertos vegetales, se descomponen en el cuerpo. La urea se transporta a los riñones a través del torrente sanguíneo.

Los riñones son órganos en forma de frijol, más o menos del tamaño de su puño. Topográficamente se localizan cerca de la parte media de la espalda, justo debajo de la caja torácica. Estos órganos eliminan la urea del cuerpo través de las nefronas, que son unidades minúsculas de filtrado. Cada nefrona consta de una bola formada por capilares sanguíneos llamados glomérulos y un tubo llamado túbulo renal. La urea junto con el agua y otras sustancias de desecho, mientras pasan por las nefronas y a través de los túbulos renales forman la orina. Desde los riñones la orina va a la vejiga por dos tubos delgados llamados uréteres, estos tienen de 8 a 10 pulgadas de largo (20 a 25 centímetros aproximadamente). Los músculos en las paredes del uréter se aprietan y se relajan constantemente para forzar el descenso la orina y fuera de los riñones. Si la orina quedara estancada o acumulada se puede desarrollar una infección renal. Alrededor de cada 10 o 15 segundos, pequeñas cantidades de orina se vacían en la vejiga desde los uréteres.

La vejiga es un órgano muscular hueco en forma de globo. Se encuentra sobre la pelvis y se sostiene en su lugar por ligamentos conectados a otros órganos y a los huesos pélvicos. En ella se almacena la orina hasta que se está listo para ir al baño a expulsarla. La vejiga se hincha en forma redonda cuando se encuentra llena y se torna pequeña cuando está vacía. Si el sistema urinario está sano, la vejiga fácilmente puede retener hasta 480 c.c. de orina de dos a cinco horas. Los esfínteres son músculos redondos que evitan el goteo de orina, los que se cierran con fuerza como una goma elástica alrededor de la abertura de la vejiga en la uretra, el tubo que permite la expulsión de orina fuera del cuerpo.

Los nervios de la vejiga le hacen saber cuándo orinar o cuándo es tiempo de vaciarla, de manera que cuando esta recién empieza a llenarse de orina, usted debe sentir ganas de orinar. La sensación de orinar se hace más fuerte mientras la vejiga continúa llenándose y alcanza su límite. Entonces, los nervios de la vejiga envían una señal nerviosa al cerebro que indica que esta se encuentra llena intensificándose el impulso para vaciarla. Cuando usted orina, el cerebro envía señales a los músculos de la vejiga para que se aprieten y expulsen la orina de la vejiga. Al mismo tiempo, el cerebro envía señales para que los músculos del esfínter se relajen. Al relajarse estos músculos la orina sale de la vejiga por la uretra. Cuando todas las señales ocurren en el orden adecuado, hay una micción (acto de orinar) normal. El estrechamiento de la uretra por crecimiento de la próstata, cualquiera que sea la causa, puede perturbar todos estos mecanismos explicados, y allí comienzan los síntomas urinarios en el paciente prostático.

Alrededor de este mecanismo fisiológico del organismo para la micción y las enfermedades de la próstata, se ha planteado la diatriba de si es más saludable para el hombre orinar sentado o de pie. En la mayoría de las culturas de occidente a los menores se les ha reforzado la idea de que los niños hacen pipí de pie y las niñas sentadas, de manera que los hombres están culturalmente programados para orinar de pie. Esa idea del hombre orinar parado, aparentemente arbitraria, está siendo cuestionada por las autoridades de varios países y por organizaciones sanitarias. Algunos esgrimen motivos de salud e higiene, otros, de igualdad de derechos.

En oposición a este planteamiento hay una realidad anatómica, que al sentarse a orinar se curva la uretra en su trayecto y la orina tiene que vencer este obstáculo que la desfavorece en su salida, ya que estando el hombre de pie la salida de la orina es favorecida por la gravedad, algunos que han probado a orinar sentados en la poceta se quejan de que el remanente de orina es mayor y al ponerse de pie gotean con más frecuencia la ropa interior.

El semanario científico Plos One, (2020) publicó un estudio que sugiere que los hombres con próstatas inflamadas, que obstruyen el paso de la orina, se podrían beneficiar al orinar sentados. El estudio comparó los parámetros urodinámicos de hombres saludables y hombres con síntomas de tracto urinario inferior (STUI), conocido también como síndrome prostático. Encontraron que en los hombres con STUI en la posición sentada se registraba un perfil urodimámico más favorable y que el tiempo que duraban orinando era más corto.

Otros plantean que las ventajas de orinar de pie son más notables en lugares públicos, donde el tráfico en los lavabos masculinos es más ágil, en parte el menor tiempo que implica evacuar la vejiga parado y porque caben más orinales que cubículos en el mismo espacio. Y por razones higiénicas los hombres terminarían como las mujeres que evitan sentarse en pocetas que no sean la de su uso personal.

También hay teorías que se refieren a que el sentarse para orinar puede prevenir complicaciones como el cáncer de la próstata, al tiempo que dota a los hombres de una vida sexual más robusta; aunque nada de eso está comprobado. Esas teorías fueron lanzadas en 2012 por un político de un partido regional de izquierda en Suecia que buscaba obligar a los hombres sentarse al usar los baños del consejo municipal; su principal motivación era la higiene y la garantía de que nadie tuviera que pisar charcos de orina que se salpican al piso cuando los empleados usan los baños de pie.

Varios sitios especializados sugieren que la posición del cuerpo puede influir en el volumen de flujo de orina, lo que llaman parámetros urodinámicos. Normalmente la vejiga almacena suficiente orina para permitirnos llevar a cabo actividades diarias y dormir de corrido durante la noche. Regularmente evacuamos la vejiga cuando está dos tercios llena. La capacidad máxima de la vejiga es usualmente entre 300 ml y 600 ml. Generalmente la vaciamos cuando la vejiga está dos tercios llena, y no debe forzarse para orinar; y para desocuparla completamente es necesario tener intacto el sistema de control nervioso que alerta cuándo hay que orinar y que retiene la orina hasta que se pueda llegar a un lugar para vaciarla. Una vez que se está en una posición cómoda, se relajan el esfínter de la vejiga y los músculos del suelo pélvico; simultáneamente la vejiga se contrae y se desagua. Insistimos, no es normal tener que forzar la salida de la orina.

RESPUESTAS PSIQUIÁTRICAS ANTE AFECCIONES GENITOURINARIAS

La próstata como órgano muy importante integrada al sistema genitourinario del hombre, va a estar comprometida en las enfermedades de cualquiera de las partes de dicho sistema, sobre todo las de tipo infeccioso de las vías urinarias bajas, que terminan inflamándola produciendo las frecuentes prostatitis en el hombre joven; más adelante, cuando el hombre madura, van a aparecer las enfermedades propias de la glándula como el cáncer y la hiperplasia prostática. En cualquiera de sus etapas estas enfermedades van a presentar una sintomatología que resulta común, indiferentemente a sus orígenes, tales como: dolor o sensación de ardor y dificultad al orinar, goteo, micción frecuente, en especial a la noche, necesidad urgente de orinar; también puede haber orina turbia, sangre en la orina, dolor en el abdomen, la ingle o la región lumbar, dolor en la parte entre el escroto y el recto (región perineal), dolor o incomodidad en el pene o los testículos, eyaculación dolorosa, fiebre, escalofríos, dolores musculares.

Otros elementos en común que pueden presentar estas enfermedades es la sintomatología emocional de la que pueden acompañarse, por tratarse de un sistema pudoroso relacionado con la función sexual, de allí que sobre todo las infecciosas, se les haya denominado "enfermedades vergonzosas", porque algunas de ellas llamadas de transmisión sexual o venéreas, como la gonorrea, la sífilis, el VPH, SIDA, diversidad de hongos pueden guardar relación con infidelidad entre parejas, relaciones impúdicas; y estas mismas o enfermedades propias de la próstata van a relacionarse con la sexualidad y su desaparición, disminución o pérdida de potencia, o por el mismo hecho de no poder contener la orina, orinarse los pantalones y tener que usar pañales, consecuentemente van a ocasionar afecciones emocionales como la ansiedad, depresión, o a exacerbar algunas alteraciones psiquiátricas que ya el paciente padecía.

En definitiva, en estas situaciones el hombre, en general, tiende a llevar a ocultas "su cruz", por una parte por encubrir su sexualidad comprometida o en decadencia y por tantos mitos que existen alrededor de estas enfermedades y su tratamiento; y por otra, por falta de educación sanitaria, sus temores de visitar tanto al urólogo como al psiquiatra, por lo que buscan ayuda, generalmente, tardíamente, llevado por familiares, bajo presión o porque su cuadro urológico requiera atención inmediata o con urgencia.

IMPORTANCIA DE LA CONSULTA UROLÓGICA.

Como ocurre con la mayoría de las especialidades médicas, no se suele acudir a la consulta del urólogo a no ser que experimente alguna molestia, o se tenga algún síntoma que pueda indicar un problema evidente. Sin embargo, al llegar a cierta edad o bajo algunas circunstancias específicas, hay que asistir a su consulta como medida de prevención y control, sobre todo con la aparición de ciertos síntomas de alarma. Él es el especialista que se ocupa del tratamiento de las enfermedades relacionadas con el aparato urinario masculino y femenino, y el aparato reproductor masculino. Los hombres deben acudir a su consulta periódicamente, sobre todo a partir de los 40 años, para detectar precozmente ciertas enfermedades. No hay que esperar síntomas de alerta para consultarlo, sin dejar de tomar en cuenta que el cáncer de próstata puede ser silencioso, y cuando no se diagnóstica a tiempo es devastador. De allí la importancia de la evaluación periódica por el médico urólogo.

Muchos hombres temen y les incomoda esta consulta, porque no la tienen normalizada como las mujeres en su regular visita al ginecólogo; pero se debe tomar conciencia de que las revisiones del urólogo son necesarias si se quieren prevenir, o evitar que se agraven algunos problemas de salud importantes. Además, hay que echar por tierra la creencia de que el tacto rectal que se realiza en las revisiones es doloroso o es "un atentado a la masculinidad"; puede resultar molesto, pero es un procedimiento que lleva muy poco tiempo y es necesario para una buena valoración médica.

Lo cierto es que el pediatra es el primer médico que realiza un examen urológico al recién nacido, para comprobar que todo su aparato urinario y reproductor están bien. A partir de allí, no deben ser muchos los hombres que acuden a revisiones, ya que no se encontraron reportes estadísticos al respecto; solo se reitera en decir a partir de cuando hacerse los primeros chequeos, a diferencia de las mujeres que desde la adolescencia suelen comenzar a acudir a evaluaciones ginecológicas. Sin embargo, visitar con regularidad al urólogo constituye una de las medidas más importantes para prevenir problemas como la eyaculación precoz o la disfunción eréctil, entre otras, pero también enfermedades como el cáncer de próstata, el cual es el más frecuente entre los hombres después del cáncer de piel. Se estima que este año se diagnosticará cáncer de próstata a 268.490 hombres en los Estados Unidos. En todo el mundo, 1.414.259 personas fueron diagnosticadas con cáncer de próstata en 2020. Es el cuarto cáncer más comúnmente diagnosticado en el mundo. ASCO, (2022).

Partiendo de esta situación, los hombres deben asistir a la consulta urológica antes de los 50 años de edad; más aún, si se tienen antecedentes de cáncer de próstata en la familia deben hacerlo antes de los 45 años. A partir de entonces es menester una periodicidad anual para que le hagan las revisiones correspondientes, o con la regularidad que el especialista le recomiende. En la consulta se indaga sobre el estilo de vida del paciente (dieta, tabaquismo, consumo de alcohol, estrés, actividad física…), el tipo de micciones y la frecuencia de estas, si existen problemas en las relaciones sexuales; el especialista suele realizar una revisión física tocando el abdomen, observando los genitales y realizando un tacto rectal. También se pedirá exámenes de laboratorio para comprobar sus niveles hormonales, suele solicitarse PSA, por sus siglas en inglés (Prostate Specific Antigen) y otros parámetros importantes como los niveles de colesterol, glucosa, transaminasas, entre otros.

Antígeno prostático (PSA)

Hoy día, con la facilidad de la internet el paciente al oír hablar del PSA inmediatamente busca ilustrarse al respecto, y la mayor posibilidad es que después de hacer sus averiguaciones quede todo confundido. Por eso es necesario aclarar previamente todo lo relacionado con el PSA. El antígeno prostático es una glicoproteína producida casi exclusivamente en la próstata, se excreta a los conductos prostáticos y en ocasiones aparece elevada en la sangre cuando se padecen ciertas afecciones. La principal misión de este antígeno es ayudar a licuar el coágulo seminal para permitir que el semen sea más móvil. Este antígeno también se produce de forma muy limitada en las glándulas parauretrales, las glándulas perianales, la placenta, las mamas o la tiroides. El antígeno circula por la sangre de dos maneras diferentes: PSA libre, así se denomina cuando circula en la sangre sin unirse a otras proteínas. PSA conjugada cuando circula en la sangre unida a otras proteínas. La PSA total mide la suma de la forma libre más la conjugada.

Los valores de antígenos de la prostáticos se expresan en ng/ml (mil millonésimos parte de un gramo/milésima parte de un litro, y depende de la edad:

Hombres mayores de 70 años: < 6.5 ni/ml

Hombres entre 60 y 69 años: < 4.5 ng/ml

Hombres entre 50 y 59 años: < 3.5 ng/ml

Hombres entre 40 y 49 años: < 2.5 ng/ml.

Los valores normales del PSA en un test sanguíneo pueden cambiar en función de la edad, el sexo, el tipo de muestra, el régimen alimenticio y la región geográfica. Cada laboratorio debe comprobar las posibilidades de adoptar los valores previstos a su propia población y, si lo considera, determinar su propio intervalo de normalidad de acuerdo con las prácticas correctas del laboratorio. Los resultados siempre se deben evaluar de forma conjunta con la historia del paciente, las exploraciones complementarias u otra información de la que se disponga. La raza también influye en los valores normales de PSA siendo los valores ligeramente diferentes entre razas, por ejemplo, en asiáticos los valores normales son ligeramente más bajos.

Actualmente se mide la PSA total de manera rutinaria en los análisis de sangre de los hombres de mediana y tercera edad para la posible detección precoz del cáncer de próstata. Se recomienda que todos los hombres por encima de los 50 años se realicen un análisis anual de la PSA. Asimismo, es necesario realizarse la prueba a partir de los 45 años o incluso los 40 años si existe un familiar de primer grado que haya padecido de Ca de próstata. Esta glicoproteína funciona como un marcador tumoral, es decir, se eleva en caso de padecer cáncer de próstata, aunque también puede elevarse por otras causas. Una vez que se reporta elevado se comienza a investigar si se trata de un cáncer de próstata o de otro trastorno de la próstata.

La PSA total en sangre se eleva especialmente en dos situaciones: en la Hiperplasia benigna de próstata se encuentra elevada la PSA libre, y en el Ca de próstata se eleva la PSA conjugada. Por ello, si la PSA total aparece elevada sería conveniente realizar un estudio detallado para determinar también la PSA libre y el cociente PSA libre /PSA total.

Una elevación de la PSA también puede ser debida a otras situaciones como infecciones prostatitis y en traumatismos de la próstata. El análisis de la PSA es muy útil para el seguimiento de las personas a las que por padecer cáncer de próstata se les realiza prostatectomía , ya que los valores vuelven a la normalidad si no reaparece el cáncer, y deberían ser inferiores a 0.5 ng/ml. Polascik , (2017).

ENFERMEDADES DE LA PRÓSTATA Y SUS CONSECUENCIAS EMOCIONALES

Desde muy temprana edad tenemos conocimiento acerca de muchas particularidades de la salud, pero hay enfermedades como las de la próstata que van a aparecer en la quinta o sexta década de la vida, que a la mayoría de los que están destinados a padecerlas no les van a preocupar más que en el momento en que las sufran, y siempre habrá resistencia psicológica a aceptarlas, con la tendencia más frecuente a alejarse más aún del urólogo. Por otra parte, hay enfermedades que atacan solo al sexo masculino, como también las hay para el sexo femenino, y algunas otras que van a ser diferentes de acuerdo a la importancia social de las mismas; es decir, no tiene la misma connotación social si me lesiono una uña y me duele, a cuando tengo un dolor en el lado izquierdo del pecho; así mismo, para un hombre va a ser muy importante una enfermedad relacionada con el funcionamiento sexual como lo es la próstata, y para colmo su primera reacción será tratar de ocultarla, porque erróneamente siempre se han considerado "enfermedades vergonzosas", conducta que descaradamente ha avanzado ante los ojos de todos, y es relativamente poca la actividad preventiva que se lleva a cabo en relación a estas enfermedades, y cuántos, inconscientemente, han preferido morir al creer infundadamente que perderán la función sexual, antes que hacerse un tacto rectal o permitir que le extraigan un tumor de la próstata; o lo peor, cuando aceptan ayuda ya es tarde. Más aún, la educación sanitaria tiene sus preferencias: quién no tiene conocimiento acerca de la diabetes, hipertensión arterial, obesidad, infarto cardiaco; desde la escuela primaria comienzan a educarlos, pero nunca hemos visto lo mismo para la glándula de la que están destinados a enfermarse la mayoría de los hombres, y hasta nos arriesgamos a decir después de los cincuenta años de edad las enfermedades prostáticas constituyen un problema de salud pública, documentado esto en las estadísticas que podemos revisar en diversas investigaciones de diferentes patologías prostáticas. ISSSTE, (2020) "El cáncer de próstata en México es la primera causa de muerte, lo que representó un 21.4% de todos los cánceres (incidencia 27.3 por cada 100,000 hombres), causa de 6.867 decesos en el 2017 (tasa 11.3 por cada 100,000 hombres)".

Algunos osados se atreven a decir que a los cien años todos los hombres sufrirán de la próstata. Sería ideal que en la educación sexual también se incluyeran aspectos relacionados con las enfermedades prostáticas, y así como nos preocupan otros órganos pudiéramos hacer prevención en esta área buscando una vejez feliz, al menos por esa parte, y disminuir la frecuencia de enfermedades que vienen haciendo estragos en la población masculina.

Debemos referirnos a la mala calidad de vida del paciente prostático, por presentar enfermedades relacionadas con la función sexual, reproductiva y de las vías urinarias con síntomas que pueden resultarles ignominiosos, como las disfunciones sexuales, ganas imperiosas de orinar que perturban al paciente en todas sus actividades y en cualquier sitio donde se encuentre, aun en su casa. No olvidemos que son enfermedades frecuentes que se prestan a tratamientos empíricos, indicados por personas que ni siquiera saben dónde está ubicada la próstata, menos tener un diagnóstico del padecimiento del paciente.

En vista de que a medida que se avanza en edad el padecimiento de esta glándula es más frecuente, y el cortejo es el sufrimiento, y las condiciones son cada vez más adversas para tomar una decisión certera, sobre todo si la solución es quirúrgica, mientras se espera la hiperplasia y el cáncer hacen de las suyas. Paralela y continuamente se refuerzan los mitos acerca de la sexualidad, que no dejan de referirse a la virilidad en riesgo de perderse si al paciente le extraen la próstata. Las curas no médicas (caseras) lo que hacen es impedir o prorrogar un tratamiento tempestivo adecuado, que en la mayoría de las veces significa salvar la vida del paciente. Son todos estos malos manejos los que propician y facilitan el trato desdeñoso cuando se usa esa expresión despectiva: "huele a viejo", es el olor a orina de ese inevitable goteo que le enchumba la ropa interior y hasta los pantalones al paciente, agravado en aquellos seniles que rechazan el baño sin tener quien le ayude a asearse.

La próstata es la gran desconocida para los hombres; aunque parezca mentira, según una encuesta de Prostate Cancer UK, una organización dedicada a la investigación del cáncer de próstata, uno de cada cinco británicos no sabía ni siquiera que tenía esta glándula. Algo alarmante, teniendo en cuenta que el Ca de próstata es la causa más común de muerte por cáncer en los hombres. Desde muy temprana edad tenemos conocimiento acerca de muchas particularidades de la salud, pero hay enfermedades que van a aparecer en la quinta o sexta década de la vida que a la mayoría de los que están destinados a padecerlas no les van a preocupar más que en el momento en que las sufran, y siempre habrá resistencia a aceptarlas.

Las enfermedades más frecuentes de la próstata son: Hiperplasia prostática, cáncer de la próstata y la prostatitis. En posteriores capítulos nos detendremos en estas patologías, enfatizando en la hiperplasia prostática y el cortejo de manifestaciones psiquiátricas que ocurren simultáneamente como consecuencia de estos padecimientos.

La prostatitis, Ca de próstata y la hipertrofia prostática estadísticamente son las enfermedades que con mayor frecuencia azotan al hombre desde que inicia su edad adulta.

PROSTATITIS

Es una enfermedad que consiste en una inflamación o condición irritativa de la próstata producida la mayor parte de las veces por una infección bacteriana, es de comportamiento benigno, se acompaña de síntomas inespecíficos del tracto genitourinario inferior, caracterizados fundamentalmente por dolor perineal o genital, síntomas miccionales y diversas manifestaciones de disfunción sexual. Es más común de lo que se cree y afecta a muchos hombres en algún momento de la vida, y pese a que siempre se han asociado los problemas de próstata a personas mayores, no es así, puesto que esta frecuente enfermedad ataca más a personas jóvenes, en edades de su mayor productividad.

En la literatura urológica no se encuentran estudios de los aspectos psicológicos de esta enfermedad, aunque es conocido la cantidad de problemas conyugales, de pareja, de separaciones y en especial el Síndrome prostático crónico con todas sus consecuencias psicológicas; más aún, en la literatura psiquiátrica tiende a englobarse las enfermedades físicas en sus manifestaciones psicológicas, enfatizando en aquellas en las que los factores emocionales tienen su mayor peso, dándoles consideraciones generalizadas. Pero en este caso nos estamos refiriendo a la próstata por la importancia social y psicológica de la misma, pese a ser la gran desconocida, es necesario ponerse en los zapatos de un adolescente o un adulto joven que sufre una engorrosa enfermedad relacionada con la función sexual y que sus síntomas se manifestaran en esa área, y que decir si es un recién casado o ya tiene hijos y tiene que plantear a su pareja su padecimiento, sin escapar a la posibilidad de ser objeto de sospechas de actividades pecaminosas o de infidelidad. Algunos tienen que cargar con este secreto y resistirse a consultar a un médico, cayendo en el foso de los tratamientos empíricos pasando a formar parte de la fila de los preocupados o deprimidos por ser portadores de una prostatitis crónica. Y para cuántos este no constituye el detonante para que se le manifieste un trastorno psiquiátrico de los que ya estaba predispuesto a padecer.

Los signos y síntomas de la prostatitis pueden variar dependiendo de su tipo. Estos en general pueden incluir los siguientes:

Dolor o sensación de ardor al orinar (disuria)

Dificultad con la micción, como goteo o vacilación urinaria

Micción frecuente, en especial a la noche (nicturia)

Necesidad urgente de orinar

Orina turbia

Sangre en la orina

Dolor en el abdomen, la ingle o la región lumbar, dolor pélvico

Dolor en la parte entre el escroto y el recto (perineo)

Dolor o incomodidad en el pene o los testículos

Retención urinaria

Fiebre, escalofríos, dolores musculares y otros síntomas parecidos a los de la gripe (con prostatitis bacteriana aguda)

EPIDEMIOLOGÍA DE LAS PROSTATITIS.

La prostatitis es la causa de dos millones de visitas a servicios de urología en Estados Unidos cada año. El síndrome de dolor pélvico crónico es el diagnóstico más común. Es una enfermedad frecuente que comprende aproximadamente el 25 por ciento de las consultas médicas de los hombres entre 20 y 40 años de edad, con una prevalencia de 2.2- 9.7%. Aproximadamente del 2 al 10% de los hombres adultos experimentan síntomas compatibles con prostatitis crónica, siendo esta la más frecuente. León, (2017). Datos epidemiológicos de Indonesia, Europa y Asia sugieren que del 2-4% de los adultos presentan síntomas compatibles con prostatitis crónica en algún momento de su vida. La prevalencia de síntomas asociados a la próstata es de 2-10% en los varones y solo en un 10% de todos los episodios de prostatitis se llega a demostrar una causa bacteriana.

Estratificada por edad, la prostatitis se identifica en sujetos menores de 50 años en el 11% de los casos y en el 8.5% de los mayores de esta edad, y tiene cuatro categorías de clasificación, en el 90% de los casos la causa es no bacteriana y solo en un 7% de los casos se clasifica como prostatitis bacteriana crónica; sin embargo, esta es la principal causa de infección urinaria recurrente en el varón.

La prostatitis crónica es mucho más frecuente que la prostatitis aguda, y entre ellas la bacteriana es la forma más común en los menores de 35 años. También hay sugerencias de que la prostatitis crónica puede estar asociada con hiperplasia prostática benigna y cáncer de próstata. Hay varios tipos de prostatitis de acuerdo a su origen y evolución.

En relación al origen pueden ser prostatitis bacteriana producidas por *echerichia coli*, gonorrea, tuberculosis etc.; y las no bacterianas, producidas por presiones prostáticas elevadas, dolor muscular en el suelo de la pelvis y trastornos emocionales. Los factores de riesgo lo constituyen: infecciones de transmisión sexual, infecciones del tracto urinario, catéteres permanentes, después de la manipulación de la glándula, ej. biopsias.

Entre otras clasificaciones se ha propuesto un sistema que divide los diversos síndromes en cuatro amplias categorías: prostatitis bacteriana, prostatitis bacteriana crónica, que se subdivide en A y B según la presencia o ausencia de inflamación; inflamación asintomática.

Clínicamente las quejas del síndrome prostático incluyen: fiebre, malestar general, artralgia (dolor en los huesos), dolores musculares, aumento de la frecuencia urinaria, urgencia y ardor al orinar, nicturia (orinar varias veces por la noche), vacilación y vaciamiento incompleto de la vejiga; dolor lumbar, dolor abdominal bajo, dolor perineal y dolor en la uretra con secreción. En relación a la prostatitis crónica el hallazgo más consistente es el dolor pélvico crónico; frecuentemente hay dolor durante la eyaculación, también hay una asociación significativa con la eyaculación precoz.

Para su médico llegar a un diagnóstico preciso usted será sometido a una serie de exámenes y diferenciarlo de otras enfermedades como: la cistitis, hiperplasia prostática benigna, piedras del tracto urinario, cuerpo extraño en el tracto urinario, cáncer de vejiga, absceso prostático, fistula entero-vesical.

La prostatitis no bacteriana crónica afecta la calidad de vida y se requiere de una serie de exámenes para ayudar al diagnóstico y a la investigación del resultado. En el manejo de la prostatitis crónica se acordó un orden de la secuencia de síntomas que afectan la vida del paciente: dolor, los síntomas urinarios, impacto en la calidad de vida. Constituye un problema importante en todo el mundo, en su manejo se recomienda un enfoque multidisciplinario: urólogos, especialistas en dolor, psiquiatras, enfermeras especializadas, fisioterapeutas, especialistas en salud sexual.

Existen varios tipos de prostatitis, los cuales se presentan como diferentes síndromes: bacteriana aguda, bacteriana crónica, prostatitis crónica/dolor pélvico crónico y asintomática. Para su diagnóstico se exploran antecedentes, el examen físico y la investigación de las fuentes de infección (análisis de orina y cultivo). El tacto rectal solo se recomienda en pacientes con prostatitis crónica y no en prostatitis bacteriana aguda, debido al riesgo de sepsis (Infección del torrente sanguíneo que provoca una serie de síntomas como malestar general, descenso de la presión arterial, aumento de la frecuencia cardíaca, fiebre, etc.). El síndrome de dolor pélvico crónico es un diagnóstico de exclusión y requiere un tratamiento muy específico y personalizado por su alto compromiso psicológico.

Prostatitis aguda: es una infección bacteriana repentina con inflamación de la próstata ocasionada por cualquier bacteria que pueda causar una infección urinaria. Es la forma menos común de prostatitis. Los síntomas son repentinos, dependiendo la agresividad de la bacteria que produce la infección, los más importantes suelen ser micción frecuente (aun por la noche); dolores en la pelvis y zona de los genitales, fiebre, escalofríos, nauseas, vómitos y sensación de quemazón al orinar. El diagnóstico se realiza mediante la exploración física, no se recomienda tacto rectal por el riesgo de sepsis, como ya se dijo, análisis de sangre y cultivo de orina. El tratamiento consiste en la administración de antibióticos durante el tiempo que su médico indique. No se le ocurra hacer el tratamiento que le recomendó un amigo, para evitar que la prostatitis se le haga crónica y luego tenga que llevarla de por vida.

Las complicaciones se presentarán si no se trata durante un período prolongado la infección pudiendo provocar cistitis (se propaga a la vejiga); epididimitis (inflamación del epidídimo); absceso prostático (una cavidad llena de pus en la próstata).

PROSTATITIS CRÓNICA O SÍNDROME DE DOLOR PÉLVICO CRÓNICO (SDPC)

Esta merece comentarios particulares por sus características psicológicas. Suele presentarse dolor pélvico continuo o recurrente y síntomas en las vías urinarias sin signos de una infección, con un importante componente psicológico que puede acompañarse de problemas neurológicos que trascienden la pelvis, asimismo puede asociarse a otros síndromes dolorosos o disfuncionales como el síndrome de colon irritable, la fibromialgia y el síndrome de fatiga crónica, todos estos con un "importante componente psicológico".

El diagnóstico de estos cuadros suele ser desafiante porque a menudo es difícil encontrar las bacterias en la orina, y se necesita recolectar una muestra del líquido prostático y cultivarla. El tratamiento incluye antibióticos por tiempo prolongado, a veces a bajas dosis. En caso de complicaciones o prostatitis demasiado recurrentes, no hay que dudar en acudir de nuevo al urólogo para que evalúe las causas y la gravedad de la infección. Algunos hombres deben recurrir a una intervención quirúrgica para curar completamente la prostatitis. La falta de conocimientos específicos sobre cada caso particular de prostatitis crónica motiva el empleo de diversos tratamientos empíricos, sin una planificación concreta y con respuestas frecuentemente insuficientes que provocan la frustración en pacientes y médicos.

Dentro de los recursos para su tratamiento se dispone de modificación de hábitos y particularmente de la dieta, antibióticos, antiinflamatorios (corticoides o no), moduladores de la sensibilidad neuronal, antidepresivos, sedantes, fármacos relajadores de la musculatura lisa prostática, fisioterapia que incluye la terapia manual miofascial, radiofrecuencia, corrección o reajuste de la estática corporal, anulación de puntos gatillo, anestésicos o toxina botulínica. Terapias alternativas dirigidas al control del estrés y a la relajación muscular, Coaching y gestión cognitiva del dolor, acupuntura, etc. Finalmente, en circunstancias muy concretas y limitadas la cirugía que incluye la liberación de compresiones nerviosas.

Los cuadros de dolor pélvico crónico son entidades complejas que requieren un proceso de diagnóstico y tratamiento que puede extenderse en el tiempo. Muchos de los tratamientos se pautan de modo "empírico" para probar su utilidad, y por este motivo se requiere tiempo para evaluar su eficacia. No todos los tratamientos son iguales de útiles en unos y otros pacientes, y no existen pautas de conducta ni en lo que respecta al diagnóstico ni al tratamiento que puedan generalizarse a todos los pacientes. Es el médico quien debe ir planificando la conducta a seguir en conjunción con el paciente atendiendo a su sintomatología, sus preferencias y su tolerancia.

CÁNCER DE PRÓSTATA

Aproximadamente uno de cada ocho hombres será diagnosticado con esta enfermedad en el transcurso de su vida, estando más propensos a sufrirlo hombres de edad avanzada, y es relativamente poca la actividad preventiva que se lleva a cabo en relación a esta enfermedad. Es uno de los cánceres más comunes en hombres en Estados Unidos, es el segundo más frecuente en los hombres después del cáncer de piel, y la segunda causa principal de muerte por cáncer en los hombres después del cáncer del pulmón. Cada año alrededor de 40.000 hombres son diagnosticados con cáncer de próstata en el Reino Unido. La mayoría de los casos se desarrollan en hombres de 65 años. Cancer.Net, (2022). La edad promedio de diagnóstico es de 66 años. No es solo algo de adultos mayores, un 10% de los casos nuevos ocurren en hombres menores a 55 años. Los hombres más jóvenes que sufren cáncer de próstata pueden enfrentarse a problemas a largo plazo de distinta índole, como los posibles efectos de fertilidad y consecuencias del tratamiento.

El cáncer de próstata a menudo crece lentamente, no reduce la esperanza de vida y puede que no necesite tratamiento. En general, cuanto más avanzado esté menor será á posibilidad de que el tratamiento sea curativo; sin embargo, el tratamiento puede retardar su progreso. En contraposición a otros tipos de cáncer, las áreas pequeñas del tumor dentro de la próstata en realidad son muy comunes, especialmente en hombres mayores. Estos pueden no crecer o causar problemas durante muchos años.

Causas del cáncer de próstata

Aunque su origen no está claro, ciertos factores de riesgo aumentan la posibilidad de que se desarrolle. Estos incluyen: envejecimiento, la mayoría de los casos ocurren en hombres mayores. Antecedentes familiares y factores genéticos. Si el padre o su hermano tuvieron cáncer de próstata a una edad relativamente temprana (antes de los 60 años), entonces tienes un riesgo mayor de padecerlo. Además, si el tipo de cáncer de mama que está vinculado a un gen defectuoso se encuentra en sus parientes femeninas, también tienes un mayor riesgo de padecer cáncer de próstata. Estos factores apuntan hacia un gen defectuoso que puede ocurrir en algunos hombres. El cáncer de próstata es más común en hombres de África y del Caribe y menos común en hombres de Asia. La dieta posiblemente es un factor de riesgo. Al igual que con otros cánceres una dieta alta en grasas y baja en frutas y verduras puede aumentar el riesgo.

Síntomas del cáncer de próstata

Además de crecer lentamente, pueda que no haya síntomas al principio, incluso durante años. A medida que el tumor crece, puede presionar e irritar la uretra o causar un bloqueo parcial del flujo de orina. Los síntomas al desarrollarse pueden incluir uno o más de los siguientes: pobre corriente de orina, el flujo más débil y lleva más tiempo vaciar la vejiga, vacilación en el flujo. Es posible que deba esperar en el urinario durante un tiempo antes de que la orina comience a fluir, luego un poco de orina puede gotear y manchar sus calzoncillos poco después de haber orinado y salido del baño. La tendencia es orinar con más frecuencia de lo normal y puede que tenga que ir al baño rápidamente; al igual, es posible que tenga la sensación de no vaciar completamente la vejiga. Todos los síntomas anteriores son comunes en los hombres mayores sin tener cáncer de próstata, pero tienen un agrandamiento no canceroso de la próstata (benigno). Ocasionalmente ocurren otros síntomas como dolor en la base del pene o pasar sangre a la orina.

El sitio más común para la propagación del cáncer es uno o más huesos, especialmente de la pelvis, la parte inferior de la columna y las caderas. Los huesos afectados pueden volverse dolorosos y sensibles. A veces los primeros síntomas que se desarrollan son los tumores secundarios en los huesos. El diagnóstico solo le corresponde hacerlo a su médico tratante, quien hará un buen examen clínico que incluye tacto rectal, determinar antígenos prostáticos, biopsia etc. Evaluará la severidad y propagación del cáncer.

Las opciones de tratamiento son múltiples, se pueden considerar: cirugía, radioterapia, tratamiento hormonal y con menos frecuencia quimioterapia. A menudo se usa una combinación de dos o más de estos tratamientos. El tratamiento puede tener como objetivo curar el cáncer. Mientras más temprano sea la etapa del cáncer, mayor será la posibilidad de cura. Otras veces el objetivo es controlar el cáncer, otras, por lo avanzado del mismo, solo aliviar los síntomas. En todos los casos es muy importante la participación del psiquiatra o del psicólogo clínico.

Detección del cáncer de próstata

Una prueba de sangre de rutina que muestre un PSA elevado puede hacer sospechar que usted tiene un cáncer de próstata; sin embargo, hay otras causas que pueden dar el mismo resultado; además hay muchos cánceres de próstata de crecimiento lento que no causan problemas, especialmente en hombres mayores. Algunos expertos creen que, si todos los hombres fueran examinados, se puede encontrar a muchos de ellos con PSA alto sin tener cáncer. En pocas palabras, algunas personas creen que la evaluación de todos los hombres puede hacer más mal que bien.

Las estadísticas en América Latina señalan que 45 de cada 100.000 hombres padecen de una enfermedad que sería tratable en su integridad si se detectase a tiempo, pero los prejuicios en torno a su método de diagnóstico, alejan muchos potenciales pacientes de las manos médicas. Un ejemplo es el cáncer de próstata, que hoy día es el segundo mal tumoral responsable de muertes en hombres después el cáncer de piel, así como el de estómago, pulmón y colon. A decir por los oncólogos, hallar o descartar el cáncer de próstata es sencillo, pero requiere un examen de cinco segundos al que muchos hombres de 40 años le huyen: el tacto rectal. En el 2011 la Universidad de Illinois, en Estados Unidos, comprobó que las actitudes machistas del hombre latino producen aversión a esta prueba, principalmente por objeciones sexuales y al temor de tener una erección durante el examen, lo cual sucede y es normal, subraya la literatura médica. Los especialistas expresan que es el examen del "taco rectal" el más óptimo para evaluar el estado de la próstata, es rápido y

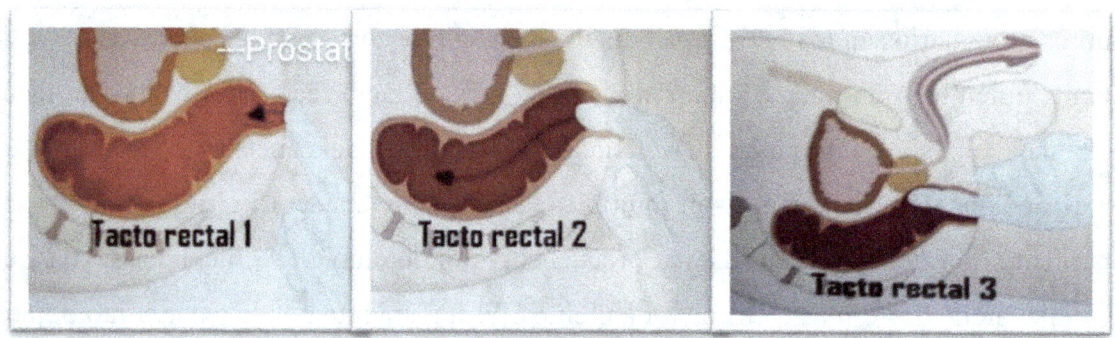

sin dolor. El examen en sí tarda menos que el tiempo que le lleva al paciente bajarse lospantalones y acomodarse en la camilla. Es un tipo de exploración clínica que realiza el médico a los pacientes cuando necesita proporcionar información sobre su estado de salud. Consiste un examen físico realizado directamente por el médico, sin necesidad de aparatos o técnicas sofisticadas. Para ello introducirá el dedo a través el ano y palpará el interior final del tubo digestivo, el recto, en busca de signos patológicos de interés. No solo se puede explorar el recto, gracias a la anatomía de la zona se puede palpar indirectamente la próstata para ver qué grande es, su consistencia, irregularidades de su superficie. Cuando ésta está sana se siente suave, como el cartílago de la punta de la nariz; pero al desarrollar un cáncer, esta dura al tacto, como una piedra.

Hernández, (2022), explica que "como un hombre no siente dolor cree que no tiene cáncer, pero en ese tipo de cáncer no hay primeros síntomas. La única forma de diagnosticarlo es aplicar el examen rectal y el de sangre". Como ocurre con muchos tipos de cáncer, la detección y el tratamiento tempranos aumentan las perspectivas de curación.

Cuando el cáncer de próstata se desarrolla muy a finales de la vida, como es frecuentemente el caso, la repercusión de la enfermedad puede ser mínima; en efecto, muchos hombres con esta patología mueren con el tiempo por causas no relacionadas con el cáncer mismo.

Síntomas y signos

En su estadio más inicial, el cáncer de próstata puede no producir signos o síntomas, pero según crece el tumor pueden ir apareciendo síntomas, incluyendo: dificultad para comenzar o terminar de orinar, fuerza reducida del chorro de orina, goteo al terminar de orinar, micción dolorosa o con ardor, orinar poca cantidad cada vez y frecuentemente, especialmente por la noche, eyaculación dolorosa, sangre en la orina, incapacidad para orinar, dolor continuo abajo en la espalda, pelvis, o en la zona superior de los muslos.

Diagnóstico

"La American Urológica Association (Asociación Estadounidense de Urología) recomienda a los varones de entre 50 y 75 años someterse a un chequeo anual que incluye un análisis de sangre para detectar el antígeno prostático específico (PSA) y un examen rectal", comenta James Ulchaker, urólogo de la Cleveland Clinic: "Quienes tengan antecedentes familiares de cáncer de próstata y los varones afro-norteamericanos deberían comenzar con los chequeos a partir de los 40 años". El PSA es una proteína producida por la próstata; un análisis de sangre puede indicar si el nivel de esta proteína se encuentra en valores normales o elevados. El tacto rectal debe formar parte del chequeo físico anual recomendado para los hombres mayores de 40 años de edad, según la Asociación Americana del Cáncer. Mediante la inserción de un dedo enguantado en el recto, el médico palpa la superficie de próstata a través de la pared del intestino masas sospechosas, texturas anormales o durezas llevarán a investigaciones posteriores.

La única manera de determinar si una masa sospechosa es cáncer de próstata es examinar microscópicamente una muestra del tejido tomado del área mediante una punción para realizar biopsia. Esta muestra puede ser extraída por una aguja colocada directamente en la próstata a través del recto o del perineo (el espacio entre el escroto y el ano). También puede obtenerse una biopsia mediante una operación. Si existe cáncer, varios otros procedimientos, incluyendo radiografías, pruebas de laboratorio y procedimientos computarizados de radiología diagnóstica serán útiles en determinar el grado de la enfermedad.

Etapas del cáncer de próstata

Etapa I (A). El cáncer de próstata en esta etapa no se siente y no causa ningún síntoma. El cáncer se encuentra solamente en la próstata y se detecta de forma casual.

Etapa II (B). Las células cancerosas se encuentran en la glándula prostática únicamente. El tumor puede detectarse por medio de una biopsia por aguja, o por simple tacto rectal.

Etapa III (C). Las células cancerosas se han diseminado fuera del recubrimiento (cápsula) de la próstata a los tejidos circundantes.

Etapa IV (D). Diseminación (por metástasis) a los ganglios linfáticos (cerca o lejos de la próstata) o a los órganos y tejidos situados lejos de la próstata —los huesos, el hígado o los pulmones.

Recidiva. El cáncer vuelve a aparecer después de haber sido tratado. Puede reaparecer en la próstata o en otra parte del cuerpo. De allí la importancia de los controles, realizarse el PSA, aun después de darse por curado.

Tratamiento

El tratamiento del cáncer de próstata es sumamente individualizado, y deben considerarse muchos factores, sobre todo: la etapa de la enfermedad, los antecedentes médicos generales del paciente, la edad, el estado general de salud, la esperanza de vida.

Algunos aspectos descriptivos, clasificatorios y de tratamientos pueden impresionar de mucha profundidad, pues contrariamente, se ha considerado su accesibilidad al público no médico con el único objetivo de informar la diversidad de recursos para curar el cáncer de próstata, y en último caso, mejorar la calidad de vida del paciente. La cirugía para el cáncer de próstata varía desde extirpar sólo el crecimiento canceroso, a la extirpación de toda la próstata y de los ganglios linfáticos circundantes.

Prostatectomía radical. Consiste en la extirpación de la próstata y parte del tejido que la rodea. La cirugía se puede realizar mediante una incisión en el espacio situado entre el escroto y el ano (prostatectomía perineal), o mediante una incisión en el abdomen inferior (prostatectomía retro-púbica). La prostatectomía radical se lleva a cabo sólo si el cáncer no se ha diseminado fuera de la próstata. En algunos casos de estar avanzado, puede indicarse la extirpación de los testículos, estos son los principales productores de testosterona (hormona masculina), la cual en sus efectos no deseables estimula el crecimiento del tumor.

Resección Transuretral. Consiste en la extirpación del cáncer de próstata empleando un instrumento que se introduce en la glándula a través de la uretra. Esta operación a veces se hace para aliviar los síntomas causados por el tumor antes de aplicar otro tratamiento, o en los hombres que no pueden soportar una prostatectomía radical debido a la edad u otra enfermedad.

Criocirugía. Un tipo de cirugía en el que el cáncer se destruye por congelamiento.

Otras terapias. Además de la cirugía, para tratar el cáncer de próstata pueden estar indicadas una o varias de las siguientes: radiaciones ionizantes (Radioterapia), Medicamentos contra el cáncer (Quimioterapia), hormonas (Hormonoterapia), terapia biológica o inmunoterapia (uso del sistema inmune del cuerpo para combatir el cáncer).

Terapia hormonal. Las hormonas masculinas (especialmente la testosterona) pueden contribuir al crecimiento del cáncer de próstata, para detener su crecimiento se pueden administrar hormonas femeninas (estrógenos) o unos medicamentos llamados agonistas que reducen la cantidad de hormonas masculinas. El motivo es el mismo que en algunas ocasiones lleva a una extirpación de los testículos (orquiectomía) con el fin de impedir que estos produzcan testosterona. Este tratamiento se usa generalmente en hombres con cáncer de próstata avanzado.

El propósito de la terapia biológica o terapia modificadora de la respuesta biológica es el de tratar de que su mismo cuerpo combata el cáncer. El tratamiento depende de la etapa en la que se encuentra la enfermedad, la edad y la salud en general, y es individualizado. En cada caso se combinarán las opciones más sensatas de cirugía, radioterapia, hormonoterapia y terapias biológicas. La quimioterapia no ha resultado de gran utilidad en relación a mecanismos producidos por el propio cuerpo (o síntesis idénticas de laboratorio) para reforzar, dirigir o restaurar las defensas naturales contra la enfermedad.

COMO ALIVIAR EL MIEDO EN EL CAMINO HACIA EL TRATAMIENTO

Recibir un diagnóstico de cáncer de próstata , sin importar la etapa de la enfermedad, puede ser una sacudida inmediata para el bienestar físico y mental de un hombre y el de sus seres queridos. Recibir estas noticias puede conllevar una línea de tiempo o pronóstico incierto, lo que a veces resulta en una preocupación extrema y ansiedad para el paciente y su familia. Es en momentos como estos cuando la dificultad de discutir las opciones de tratamiento se puede complicar debido a la interferencia de emociones extremas, pero comprensibles. Las opciones generalmente se dividen en dos categorías: tratamiento no curativo y tratamiento curativo

Aún hoy día, cuando la gente tiene mayor educación sanitaria en salud y de medicina en general, y uno de los obstáculos a vencer en la consulta es que el paciente y la familia en la misma cara de los médicos consultan a internet cualquier duda sobre lo que le están hablando, lo que deviene en una nueva dificultad en su trabajo que ya no es el mito, sino la interpretación que pueda darle el paciente a cualquier información médica que reciba de las redes, tratando de rebatir las opiniones del especialista, diagnósticos y tratamientos. Sin embargo, cuando se trata de cáncer todas estas defensas tecnológicas se derrumban. La reacción inicial de muchos pacientes después de confirmarle el diagnóstico de cáncer de próstata, es comunicar con su cuerpo lo que esto significa. Incomprensiblemente cuántas veces su expresión es de vergüenza, de impotencia o de negación; la reacción aparentemente depende de la resiliencia de cada quien. Por su parte la familia se derrumba, pareciera que le han dicho algo tan fuerte como cuando algún ser querido muere.

Cuando se plantean posibles tratamientos de cáncer de próstata, en muchos casos los pacientes dudan en tomar medidas quirúrgicas por temor a sufrir posibles cambios significativos, incluida la disfunción sexual y la preocupación por la pérdida de la masculinidad. No hay dudas de que tales decisiones son difíciles, por lo que algunos urólogos utilizan su experiencia e intuición sin escapar la pena y la paciencia para ayudar a aclararle su incertidumbre ante su difícil momento y tratar de cubrir sus expectativas.

Kosowsky, (2018). Expresa: "Sin embargo, los hombres deben modificar esta actitud, deben superar la reticencia a sincerarse con sus médicos y hablar por ellos mismos". Para facilitar la conversación, a continuación, se enumeran diez preguntas sobre temas claves que todo hombre debe analizar con su médico para mantenerse al tanto de su estado de salud.

Es importante que tenga un diálogo sincero y transparente con los miembros de su equipo de atención médica contra el cáncer. Estas son algunas preguntas que puede formular el paciente cuando su urólogo le informa que tiene cáncer de próstata, sin importar lo insignificante que lo que indaga pueda parecer:

Preguntas a realizar a su médico acerca del cáncer de próstata

¿Cuánto de grave es mi cáncer, es curable aún?

¿Tengo metástasis?

¿Cuáles son las probabilidades de que el cáncer se haya propagado más allá de mi próstata? De ser así, ¿continúa siendo curable? En cualquier caso, ¿cuál sería mi tratamiento y cuando comenzaría?

¿Qué riesgos o efectos secundarios debo esperar de cada uno de esos tratamientos? Y si no me trato ahora qué pasaría.

¿Doctor, tengo que operarme o me trataran con medicamentos?

¿Cuáles son las probabilidades de que tenga problemas de incontinencia o impotencia?

¿Sería bueno hacerme otros estudios o buscar otra opinión profesional?

¿Cuánto tiempo durará el tratamiento? ¿Podré continuar con mi trabajo?

¿Qué síntomas o efectos secundarios puedo presentar, debo notificarle inmediatamente?

¿Necesito cambiar mi alimentación durante el tratamiento?

¿Hay actividades que no deba hacer?

¿Puede sugerirme a un profesional de la salud mental que pueda consultar si empiezo a sentirme abrumado, deprimido o afligido y sienta que no puedo controlarlo?

¿Hay actividades que no deba hacer?

¿Y cuando termine el tratamiento a cuáles síntomas debo prestar atención?

¿Puedo hacer ejercicios o debo seguir una dieta especial?

¿Con qué frecuencia necesitaré exámenes y pruebas de seguimiento?¿Cómo sabemos si el cáncer ha regresado? ¿A qué debo prestar atención?

Sin embargo, se debe consultar con el médico acerca de las opciones disponibles en el caso de que los exámenes indicaran algún tipo de problema, afirma Kosowsky. (2018) "El cáncer de próstata es de crecimiento muy lento. Incluso si usted lo padece, es poco probable que resulte mortal, y un nivel elevado de PSA simplemente puede ser un signo de. envejecimiento normal". Si tiene un nivel de PSA elevado, una opción es recurrir a una biopsia con aguja. Aun en el caso de que la biopsia revele cáncer, su médico puede recomendar una espera bajo observación y repetir el análisis de PSA cada seis meses. Se están llevando a cabo esperas bajo observación cada vez con más frecuencia, debido a que se está al tanto de que muchos pacientes son sobretratados por cáncer de próstata; a esto se agrega que las opciones de tratamiento, la extirpación de la próstata o la radioterapia pueden generar efectos secundarios no deseados, tales como la disfunción eréctil —la incapacidad de mantener una erección— y la pérdida del control de la vejiga.

No hay dos cánceres de próstata iguales (al igual que los humanos diagnosticados son individuos únicos), ni siempre progresan en el mismo período de tiempo o modo. Desafortunadamente, no existe un manual de "talla única para todos" sobre la progresión del cáncer de próstata, y el tiempo que lleva evolucionar desde la etapa temprana hasta el cáncer terminal puede ser diferente de un hombre con la enfermedad al siguiente. Por lo tanto, el enfoque de la discusión sobre el tratamiento del cáncer de próstata con los pacientes y sus seres queridos suele ser un enfoque múltiple.

Cuando se discuten las opciones de tratamiento con los pacientes, generalmente se clasifican en dos categorías: tratamiento no curativo y tratamiento curativo. El tratamiento no curativo incluye la "espera vigilante" o la terapia hormonal. Todavía están clasificados como tratamientos, pero no tienen la intención de curar o eliminar el cáncer. Los tratamientos curativos, por otro lado, son aquellos que incluyen radiación y tratamientos quirúrgicos, se administran con el objetivo de eliminar o extirpar quirúrgicamente el cáncer.

Es importante tener en cuenta que muchos hombres diagnosticados con cáncer de próstata pueden ser puestos en vigilancia activa o "espera vigilante" sin necesidad inmediata de ningún tratamiento directo. En estos casos, el cáncer puede tener un crecimiento muy lento y, por lo tanto, presentar una amenaza mínima para la vida del paciente. Es importante recordar que la vigilancia activa no es lo mismo que ignorar u olvidar que el cáncer existe.

En algunos casos, los hombres con cáncer de próstata en etapa temprana que tienen al menos 5 a 10 años de esperanza de vida pueden ser elegibles para la extirpación quirúrgica del cáncer. Para aquellos hombres que son buenos candidatos para la prostatectomía (la extirpación quirúrgica de la próstata), este procedimiento se puede realizar utilizando un enfoque mínimamente invasivo, preservando en lo posible la inervación de las áreas tratadas. Cuando la operación la realiza un cirujano urólogo altamente capacitado y experimentado, puede hacer que el cáncer se elimine con éxito y la función sexual del paciente sea preservada, lo que le brindara la mejor oportunidad para curar y mantener una alta calidad de vida.

Cuando se trata de cualquier tipo de procedimiento quirúrgico, ciertamente, existen riesgos involucrados. Sin embargo, es importante tener en cuenta que muchos de esos riesgos se reducen significativamente cuando los cirujanos están calificados, tienen experiencia y los resultados son excelentes cuando los procedimientos son mínimamente invasivos.

Sabemos, lógicamente, que el tratamiento en las primeras etapas del cáncer de próstata suele ser más exitoso que el intento de tratamiento en sus últimas etapas. Para tomar una mejor decisión, los pacientes y sus seres queridos deben tener una comprensión completa de los riesgos involucrados con todas las opciones de tratamiento disponibles para ellos. Aquí es donde elegir un médico de confianza hace toda la diferencia. El médico correcto sin duda será experimentado y calificado. Pero él o ella también debe ser alguien que se tome el tiempo para ayudar a guiar claramente al paciente y a su familia a través de todas las posibles opciones y sus riesgos asociados, además de identificar y abordar lo que motiva la toma de decisiones del paciente. Con esta información, y con la experiencia de un urólogo experimentado, los pacientes y sus seres queridos pueden obtener la información que necesitan para tomar la mejor decisión para el tratamiento del cáncer de próstata: prolongar *y* mantener su calidad de vida.

Pronóstico y epidemiología

El pronóstico es muy variable, algunos cánceres de próstata crecen lentamente y no afectan la esperanza de vida, otros que ya se han diseminado a otras partes del cuerpo cuando se diagnostican tienen un mal pronóstico. La respuesta al tratamiento también es variable. Se siguen desarrollando nuevas terapias y la información sobre la perspectiva anterior es muy general. El especialista que conoce su caso puede brindar información más precisa sobre su perspectiva en particular y sobre cómo puede responder al tratamiento según su tipo y etapa de cáncer. La tasa de supervivencia a los 5 años es de 85 % para los pacientes con cáncer de próstata descubiertos en una etapa precoz, aunque en conjunto ha aumentado hasta más del 70 % en los últimos 30 años.

Esta patología tumoral rara la vez ocurre antes de los 55 años de edad. La mayoría de los hombres diagnosticados tienen 65 años o más, cuyo diagnóstico se está volviendo más frecuente, posiblemente porque los hombres viven más. Los individuos de raza negra que viven en América, por razones desconocidas, tienen la tasa más alta del cáncer de próstata en el mundo. Algunos factores de riesgo para desarrollar dicha patología son: antecedentes familiares (padre, hermano, tío), exposición a cadmio en el lugar de trabajo (soldadura, baterías), los hombres casados parecen tener mayor riesgo que los hombres solteros, la dieta alta en grasas, los hombres que se han sometido a una vasectomía.

Al no conocerse exactamente qué causa el cáncer de próstata resulta difícil tomar medidas para prevenirlo; sin embargo, hasta ahora las recomendaciones más eficientes para mantener una próstata saludable son: bajar de peso, si el paciente es obeso, alimentarse sanamente (bajo en grasas), mantenerse activo física y sexualmente, eliminar hábitos de alcohol y tabaco, evaluarse la concentración en sangre de PSA total y libre, controlarse cualquier patología crónica presente, visitar al médico periódicamente, especialmente al urólogo.

MITOS COMUNES E IDEAS FALSAS ACERCA DEL CÁNCER.

Existen ciertas ideas generalizadas sobre cómo empieza y cómo se disemina el cáncer que, aunque son erróneas desde un punto de vista científico, parecen tener sentido, especialmente cuando esas ideas están arraigadas en teorías anticuadas. El problema es que una idea falsa puede causar preocupaciones innecesarias, cuántas veces llevar hasta el suicidio e, incluso, complicar decisiones acertadas de prevención y tratamiento. Se ofrece la información científica más reciente sobre lo que es cierto y lo que es falso en relación con algunas ideas comunes sobre el cáncer. Favaretto, (2021).

¿Es una sentencia de muerte tener cáncer?

En Estados Unidos, la probabilidad de morir por cáncer ha bajado en forma constante desde la década de 1990. En la actualidad, los índices de supervivencia a cinco años de algunos tipos de cáncer, como el de seno, próstata y tiroides, son 90 por ciento o mejor. El índice de supervivencia a 5 años de todos los cánceres combinados es actualmente de cerca de 67 por ciento.

No obstante, es importante destacar que esos índices están basados en datos provenientes de un enorme número de personas. La cantidad de tiempo que un paciente con cáncer va a vivir y la posibilidad de que muera o no debido a la enfermedad depende de muchos factores, entre otros, la velocidad con que avanza, cuánto se ha diseminado en el cuerpo, si existen tratamientos disponibles que sean eficaces y el estado de salud general de la persona.

¿Consumir azúcar hará que mi cáncer empeore?

No. Si bien los estudios de investigación han indicado que las células cancerosas consumen más azúcar (glucosa) que las células normales, ningún estudio ha demostrado que consumir azúcar hará que su cáncer empeore o que si se deja de consumir azúcar el cáncer disminuye o desaparece. No obstante, una alimentación con un alto contenido de azúcar puede tener como consecuencia un aumento excesivo de peso, y la obesidad está asociada a un riesgo elevado de padecer varios tipos de cáncer.

¿Los edulcorantes artificiales causan cáncer?

No. Los investigadores han realizado estudios sobre la seguridad de los edulcorantes artificiales (sustitutos del azúcar) sacarina; ciclamato; aspartamo; acesulfamo de potasio; sucralosa; neotame y no han encontrado ninguna evidencia de que causen cáncer en seres humanos. Todos estos edulcorantes artificiales, excepto el ciclamato, han sido aprobados por la Administración de Alimentos y Medicamentos (FDA) para su comercialización en Estados Unidos.

¿Es contagioso el cáncer?

En general, el cáncer no es una enfermedad contagiosa que se disemina con facilidad entre las personas. La única circunstancia en la que puede pasar de una persona a otra es en el caso de trasplantes de órganos o tejidos. Si una persona recibe órganos o tejidos de un donante que tuvo cáncer en el pasado, podría enfrentar en el futuro un mayor riesgo de padecerlo, relacionado con el trasplante. Pero ese riesgo es extremadamente bajo, cerca de dos casos por cada 10. 000 trasplantes de órganos. Los médicos evitan usar órganos o tejidos de donantes con antecedentes de cáncer.

En algunas personas, es posible que la causa del cáncer sea la presencia de ciertos virus (virus del papiloma humano o VPH, por ejemplo) y bacterias (como *Helicobacter pylori*). Si bien los virus o las bacterias pueden pasar de una persona a otra, los cánceres que estos a veces causan no se pueden diseminar de una persona a otra.

¿Es cierto que si tengo una actitud positiva o negativa esto determina mi riesgo de cáncer o mis posibilidades de recuperación? Hasta la fecha no existe evidencia científica convincente que relacione la actitud de una persona con su riesgo de padecer o morir por la enfermedad. Si usted tiene cáncer es normal sentirse a veces triste, enojado o descorazonado y, otras veces, optimista y animado. Es posible que las personas con una actitud positiva tengan más oportunidades de mantener relaciones sociales y estar activas, y la actividad física y el apoyo emocional pueden ayudar a hacer frente a la enfermedad.

¿Es cierto que los teléfonos celulares causan cáncer?

No, según lo indican los mejores estudios realizados hasta el momento. El cáncer se produce por mutaciones genéticas, y los teléfonos celulares emiten un tipo de energía de baja frecuencia que no hace daño a los genes.

¿Es posible que una cirugía para el cáncer o una biopsia de un tumor puedan causar que este se disemine al resto del cuerpo? La probabilidad de que una operación haga que el cáncer se disemine a otras partes del cuerpo es extremadamente baja. Los cirujanos siguen procedimientos estándar y usan métodos especiales con varios pasos para prevenir que las células cancerosas se diseminen durante las biopsias o las operaciones quirúrgicas para extirpar tumores. Por ejemplo, si deben extirpar tejidos de más de un área del cuerpo, usan instrumentos quirúrgicos diferentes para cada sitio.

¿Existe alguna hierba medicinal que pueda curar el cáncer?

No. Si bien algunos estudios permiten suponer que los tratamientos alternativos o complementarios podrían ayudar a los pacientes a tolerar los efectos secundarios del tratamiento, como por ejemplo algunas hierbas medicinales, no existe ningún producto herbario que nos permita suponer que es eficaz para el tratamiento. De hecho, algunas hierbas medicinales pueden ser perjudiciales cuando se consumen durante la quimioterapia o la radioterapia porque pueden interferir con el funcionamiento de estos tratamientos. Los pacientes deben consultar a su doctor acerca de cualquier tipo de producto de medicina complementaria y alternativa que puedan estar usando, incluidas las vitaminas y los complementos de hierbas.

Otros mitos sobre el cáncer de próstata

Existen muchos hombres que frente a un signo de alarma de alguna enfermedad no acuden a un especialista a realizarse un chequeo médico. Esto mayormente se da por vergüenza, temor o desinformación. Se sabe que 1 de cada 9 hombres en el mundo será diagnosticado de cáncer de próstata en el trascurso de su vida.

¿La actividad sexual incrementa el riesgo de cáncer de próstata?

Verdad: no está comprobado que el sexo tenga relación con el cáncer de próstata; sin embargo, investigadores de la Universidad de Harvard realizaron un estudio con hombres que eyaculaban 21 o más veces al mes tenían 33% menos probabilidad de desarrollar la enfermedad que otros hombres que eyaculaban de 4 a 7 veces al mes.

El examen de próstata es molesto y afecta la virilidad.

El examen puede ser incomodo, pero en realidad se trata de un examen que es rápido, sencillo y no causa dolor. Este chequeo se hace para evaluar las condiciones en las que se encuentra la próstata, y es necesario junto con la prueba de Antígeno Prostático Específico para identificar alguna lesión sospechosa de cáncer. Por otro lado, estos exámenes no afectan la condición o la opción sexual de ningún hombre, ni mucho menos su virilidad.

Si no presento síntomas significa ausencia de enfermedad.

El cáncer de próstata cuando está en su fase inicial no produce ningún síntoma. La prueba de PSA puede diagnosticar la enfermedad antes de la aparición de cualquier indicio, el esperar a que aparezcan las señales es peligroso porque se está permitiendo que el cáncer avance, por lo que será más difícil de tratar.

Tener el antígeno prostático alto significa cáncer.

Medir los niveles del PSA permite junto con el examen del tacto rectal, establecer la presencia de agrandamiento prostático, prostatitis o cáncer de próstata, por eso es que son considerados exámenes de rutina para los hombres. Los niveles normales, habitualmente están por debajo de 4 ng/ml, y cuando se elevan necesitan evaluación por el especialista, ya que las causas son justamente el agrandamiento prostático, la prostatitis y el cáncer de próstata. Por lo tanto, tener un PSA alto no necesariamente significa cáncer de próstata.

Cuando se agranda la próstata se produce el cáncer.

El agrandamiento no maligno de la próstata ocurre con el avance de la edad, a medida que crece presiona la uretra resultando un chorro de orina débil y lento, vaciado incompleto de la vejiga, mayor frecuencia de micción, incluso, en las noches, pujo y goteo al orinar. La hiperplasia prostática benigna, que es el nombre dado al agrandamiento prostático, no es cáncer, ni existe evidencia actual que cause cáncer de próstata. Sin embargo, ambas enfermedades pueden estar presentes a la vez. Otras opiniones persisten en plantearnos cierto sesgo en relación a estos aspectos y sostienen que las relaciones aparentes entre el estrés psicológico y el cáncer podrían manifestarse de diversas maneras. Por ejemplo, la gente con estrés puede adoptar ciertos hábitos, como fumar, comer en exceso o beber alcohol, lo cual aumenta el riesgo de la persona de padecer cáncer; o bien, alguien con un familiar con cáncer puede tener un riesgo mayor de padecer la enfermedad debido a un factor hereditario compartido, no por el estrés resultante del diagnóstico del familiar.

Los efectos físicos, emocionales y sociales de la enfermedad tienden a resultar estresantes para las personas con cáncer. Quienes tratan de controlar el estrés adoptando conductas riesgosas, como fumar o tomar alcohol, o quienes se vuelven más sedentarios pueden tener una peor calidad de vida después del tratamiento del cáncer. Por el contrario, se ha demostrado que las personas que usan estrategias eficaces de superación para manejar el estrés, tales como técnicas de relajación y de manejo de conflictos tienen grados más bajos de depresión, ansiedad y de síntomas relacionados con el cáncer y su tratamiento. Sin embargo, no hay evidencias de que un control exitoso del estrés psicológico mejore la supervivencia a esta enfermedad. Algunos estudios experimentales indican que el estrés psicológico puede afectar la capacidad que tiene un tumor para crecer y diseminarse, aunque todavía no existe evidencia sólida de que el estrés afecta directamente su evolución. Algunos datos indican que los pacientes pueden presentar una sensación de impotencia o de desesperación cuando el estrés se vuelve abrumador. Esta respuesta se asocia con índices más altos de mortalidad, aunque el mecanismo para que esto ocurra no está claro. Puede ser que las personas que se sienten impotentes o sin esperanza no busquen tratamiento cuando se enferman, y que se den por vencidas antes de tiempo o que no sigan una terapia útil, que adopten comportamientos riesgosos como el consumo de drogas o que no mantengan un estilo de vida saludable, lo cual termina en una muerte prematura.

El apoyo emocional y social puede ayudar a los pacientes a aprender a sobrellevar el estrés psicológico resultado de la impactante noticia, que irremediablemente sabemos que sufrirán alteraciones psicológicas y desequilibrio del estado del humor. Dicho apoyo puede reducir los grados de depresión, de ansiedad y los síntomas relacionados con la enfermedad y el tratamiento en los pacientes. Algunos métodos pueden incluir los siguientes: técnicas de relajación, manejo del estrés, psicoterapia de apoyo o cognitiva, educación en salud, terapia de grupo, familiar y en particular al acompañante, quien o quienes sufren un estrés similar al que le afecta al paciente, o tratamiento farmacológico, ya que el funcionamiento cotidiano del hogar es forzado a cambiar.

El aumento de la responsabilidad del cuidado hacia el enfermo y la incertidumbre de la pérdida del ser querido repercutirá en el estremecimiento de la estabilidad psicosocial de la familia del paciente. De allí la importancia de la presencia del psiquiatra y de todos los recursos psicológicos necesarios para llevar adelante tan alta responsabilidad, y el paciente cuente con alguien diferente a los familiares en quien pueda develar toda su angustia e incertidumbre de cosas que no puede plantear a sus familiares y allegados, y que esta persona sea un profesional que sepa darle el mejor uso al material de su catarsis, para ayudarle a disminuir su angustia y que el proceso emocional de detenga antes de convertirse en un trastorno psiquiátrico formal.

Como quiera que de las diversas patologías que puede presentar el paciente prostático el cáncer es de las más temidas, tal como sucede siempre que se hable de esta enfermedad en cualquiera de los órganos del cuerpo donde se presente, el estrés y las consecuencias psicológicas van a ser de mayor gravedad, de allí que consideráramos algunas estrategias de afrontamiento y apoyo, como esta patología lógicamente lo amerita.

Cuando se diagnostica cáncer de próstata, se van a tener diversas formas emocionales de reaccionar, tales como incredulidad, miedo, ira, ansiedad y depresión, lo que en principio se interpreta como una fatalidad, pero luego la intervención médica y el tiempo le permiten entender que la mayoría de los cánceres de próstata no son sinónimo de muerte. Luego, a medida que hay más educación sanitaria al respecto, cada persona encuentra una manera de afrontar el diagnóstico hasta recibir el tratamiento más adecuado para cada caso; además, existen muchas medidas saludables a tomar, tales como: aprende con tu médico todo lo que necesitas saber sobre el cáncer que padeces y su tratamiento, a fin de comprender qué debes esperar del tratamiento y de la vida después de este diagnostico. Pídele al médico, al personal de enfermería o a otro profesional del cuidado de la salud que te recomienden algunas fuentes confiables de información para comenzar. Tus amigos y familiares pueden brindarte apoyo durante el tratamiento y después de este. Pueden estar deseosos de ayudarte con las pequeñas tareas para las que no tendrás capacidad por ti mismo durante el tratamiento. Y tener un amigo o un familiar cercano para hablar puede ser útil cuando te sientas estresado o abrumado.

No siempre se puede entender lo que es enfrentar el cáncer. Sobrevivientes del cáncer pueden brindarte una red de apoyo única. Pregúntale a los proveedores de atención médica sobre los grupos o las organizaciones de apoyo de tu comunidad que puedan ponerte en contacto con otros que han padecido la enfermedad. Organizaciones como la Sociedad Americana contra el Cáncer ofrecen salas de chat y foros de debate en línea.

Cuídate durante el tratamiento oncológico con una dieta que contenga muchas frutas y verduras. Trata de hacer ejercicios la mayoría de los días de la semana. Duerme lo suficiente por las noches de manera que te despiertes descansado. Si hay disfunción eréctil la reacción puede ser evitar todo tipo de contacto sexual; sin embargo, considera el contacto personal, las demostraciones de afecto, los abrazos y las caricias como maneras de continuar compartiendo la sexualidad con tu pareja. Ante los síntomas que te preocupan, comienza por consultar con tu médico para esclarecerlos.

Debido a que las citas pueden ser breves y en las que generalmente hay mucha información de la que hablar, debes de ir preparado, y para ello anota cualquier síntoma que tengas, incluso los que parezcan no tener relación con el motivo por el cual programaste la consulta. Igualmente anota tu información personal más importante, incluyendo lo que te genere mayor estrés o cualquier cambio reciente en tu vida, y haz una lista de todos los medicamentos, las vitaminas y los suplementos que estés tomando.

Considera la posibilidad de pedirle a un familiar o a un amigo que te acompañe, de manera que puedan recordar algún detalle que hayas pasado por alto u olvidado, y posteriormente recordar toda la información que te proporciona el médico durante la consulta.

Como el tiempo de duración de la consulta con el médico es limitado, organiza tus preguntas de la más a la menos importante, en caso de que se acabe el tiempo tendrás cubiertas tus dudas prioritarias. En cuanto al cáncer de próstata, algunas preguntas básicas para hacerle al médico son: ¿Tengo cáncer de próstata?, ¿cuánto de grande es?, ¿se ha diseminado más allá de la próstata?, ¿cómo están las cifras de antígeno prostático?, ¿necesitaré hacerme más pruebas?, ¿cuáles son mis opciones de tratamiento y cuál es la más adecuada?, ¿necesito seguir un tratamiento oncológico de inmediato, o es posible esperar y ver si el cáncer crece?, ¿cuáles son los posibles efectos secundarios de cada tratamiento?, ¿cuál es la probabilidad de que el cáncer se cure con el tratamiento?, ¿cuánto costará el tratamiento?, ¿Hay algún folleto u otro material impreso que pueda facilitarme, y qué sitios web me recomienda?

Además de las preguntas que hayas preparado para hacerle al médico, no dudes en realizarle otras que se vengan a la mente durante la consulta.

Es probable que el médico te haga una serie de preguntas. Estar listo para responderlas puede darte más tiempo para abordar los puntos que quieras tratar. El médico podría preguntar: ¿Cuándo comenzaste a tener los síntomas?, ¿han sido continuos u ocasionales?, ¿cuánto de intensos son los síntomas?, ¿existe algo que al parecer los mejore o que los empeore?

Hay mucho que aprender sobre el cáncer y su tratamiento, así como muchas cosas para recordar, y si siente temor o confusión suele ser más difícil absorber tanta información. De todas maneras, estas son algunas cosas que podría hacer para que sea más fácil.

Hable claro. Antes de ir al médico, piense en cómo describir el problema o preocupación de forma breve. Mencione los puntos más importantes primero.

Pida al médico o al personal de enfermería que le den por escrito el nombre y el estadio del cáncer. El estadio se refiere al tamaño del tumor canceroso y los sitios donde se diseminó en el cuerpo. Saber el nombre y el estadio le ayudará a averiguar más sobre su enfermedad y a decidir, con la ayuda del médico, sobre las opciones de tratamiento que tiene.

Pregunte sobre las ventajas y los efectos secundarios que podría causar cada tratamiento. Infórmese todo lo posible sobre cada alternativa. Dígale al médico si necesita más tiempo para pensar sobre estos temas antes de elegir una opción. Avísele si está preocupado por el costo del tratamiento. El equipo de atención médica necesita saber si le preocupan los costos del tratamiento para buscar formas de ayudarlo dándole otras formas de pago. No se preocupe si sus preguntas parecen tontas o no tienen sentido, porque pueda que no parezcan importantes, pero todas merecen una respuesta. Puede pedirle al doctor que use palabras más sencillas y que explique los términos que son nuevos para usted. Para asegurarse de que entendió, repita lo que diga el médico con sus propias palabras.

Hable con el médico sobre cualquier consejo que escuchó o encontró, porque algunos podrían ser incorrectos o engañosos o quizá no aplican en su caso.

Algunas organizaciones de expertos recomiendan que todos los pacientes con cáncer se hagan exámenes de detección para ver si padecen angustia al comienzo del tratamiento. Otros también recomiendan volver a hacer exámenes de detección en puntos críticos durante el curso del tratamiento. Los proveedores de atención médica pueden usar una serie de herramientas de detección, tales como una escala o cuestionario de angustia, para determinar si los pacientes con cáncer necesitan ayuda para manejar sus emociones y otras cuestiones prácticas. Los pacientes que muestran angustia o sufrimiento emocional moderada o grave, son generalmente derivados a los recursos apropiados tales como a un psicólogo clínico o a un psiquiatra, reforzando así lo anteriormente planteado.

En vista de la importancia de la Hiperplasia prostática benigna (HPB), por su alta frecuencia y las posibilidades de tratamientos que se han desarrollado orientadas a erradicar el cuadro y garantizar una mejor calidad de vida, se consideró conveniente dedicarle un capítulo aparte.

Capítulo IV

HIPERPLASIA BENIGNA PROSTÁTICA (HBP)

GENERALIDADES

La próstata es una glándula pequeña que tiene la forma y el tamaño de una nuez; se localiza justo debajo de la vejiga, enfrente del recto, y al entrar en la edad de la pubertad aumentan los niveles de testosterona y la glándula crece de manera rápida, doblando su tamaño a los veinte años de edad. Con el paso de las dos décadas siguientes su crecimiento se enlentece, hasta ahora sin causar problemas de salud. Luego con el curso de los años se puede ir agrandando y producir lo que se llama hiperplasia benigna de la próstata, constituyéndose en el tumor más habitual en los varones, este es un agrandamiento no canceroso, con una prevalencia histológica que aumenta progresivamente con la edad. De hecho, al menos el 10 por ciento de los hombres de 30 años de edad tiene agrandamiento de la próstata, y a los 40 años experimentan un segundo agrandamiento, luego a los 60 años de edad vendrá un nuevo agrandamiento, y a los 85 años, el 90 por ciento de los hombres tiene un agrandamiento prostático. Causa la muerte a 30 de cada 100.000 varones en los países desarrollados y es una de las enfermedades que origina un mayor gasto sanitario.

A medida que la glándula aumenta de tamaño se obstruye el flujo de orina en la uretra, esto incrementa la función de la vejiga para eliminar la orina. Con el tiempo el problema se agrava y con frecuencia la vejiga no llega a vaciar toda la orina.

Causas de la HBP

Las causas más corrientes son el envejecimiento y la acción de los andrógenos u hormonas sexuales masculinas.

Sintomatología:

Los primeros síntomas empiezan a aparecer aproximadamente a partir de los 45 años, cuando se comienza a obstruir parcialmente el flujo de orina, conduciendo a síntomas tales como: pobre corriente, el flujo de orina es más débil y tarda más en vaciar la vejiga; es posible que deba esperar en el urinario durante un tiempo antes de que la orina comience a fluir, y hacia el final de la micción el flujo se convierte en un goteo lento con la posible sensación de no vaciar completamente la vejiga.

El agrandamiento de la próstata puede irritar la vejiga, y como consecuencia causar que se orine con más frecuencia de lo normal. Esto es más irritante si sucede en la noche, obligando a levantarse varias veces a orinar, es un síntoma común que se llama nicturia, esta altera la calidad de vida y afecta el descanso. La necesidad de despertarse por la noche para orinar puede estar causada por diferentes factores, como una infección o una inflamación de las paredes de la vejiga (cistitis intersticial), aunque estos no siempre dificultan el sueño de la persona que los sufre.

Uno de los principales síntomas de la hiperplasia benigna de próstata, que es un agrandamiento no canceroso de la glándula prostática, es precisamente orinar mucho durante la noche. Lledó, (2020); explica en diagrama adjunto: "La relación entre estas complicaciones se produce porque la HBP condiciona el llenado y vaciado de la vejiga debido a su componente obstructivo, esto reduce la eficacia de los vaciados vesicales durante la micción, por lo que al quedar residuo se produce un aumento de la frecuencia para orinar, tanto diurna como nocturna. El problema se derivaría de la nicturia y no de la

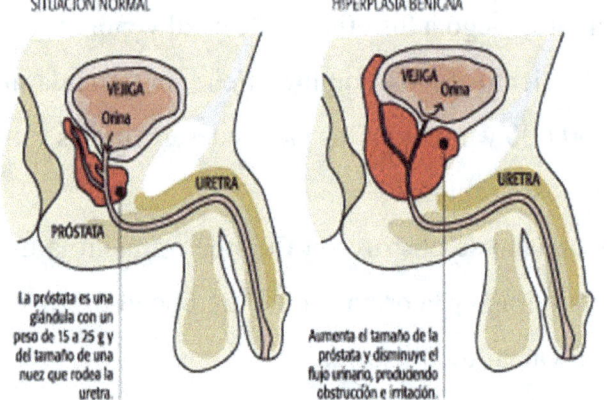

hiperplasia benigna de próstata por si misma. Aunque una es consecuencia de la otra, muchos pacientes con hiperplasia prostática benigna pueden no manifestar sintomatología; es orinar mucho por la noche el síntoma que altera la calidad de vida del paciente de manera importante, reduciendo el descanso y dificultando el funcionamiento social y profesional diario atribuible a los síntomas neuróticos que van haciendo presencia, cambiando la conducta del paciente".

La nicturia puede revelar en forma indirecta la posibilidad de sufrir HBP llevando un registro de la cantidad de veces que durante la noche hay que levantarse al baño. Un paciente con un aparato urinario funcionalmente eficaz y no obstruido de forma importante puede pasar varias horas sin necesidad de orinar, como por ejemplo al dormir; en cambio, lo habitual en pacientes con nicturia es que se tengan que levantar entre tres y cuatro veces a orinar, lo que impide significativamente el descanso nocturno.

En estos casos se recomienda que el paciente acuda a un especialista para elaborar una historia clínica, hacer una exploración física y otras pruebas complementarias (ecografía renal y pélvica con residuo, flujometría y análisis de sangre). Lo habitual es seguir un tratamiento farmacológico. Si este no funciona o existe intolerancia al mismo, es necesario acudir a la cirugía.

¿Cómo evitar ir al baño por las noches?

Las personas que sufran nicturia, pueden seguir una serie de recomendaciones para prevenir tantos despertares nocturnos que interrumpen el sueño e imposibilitan el descanso. El especialista aconseja en este sentido evitar los excesos acumulados de ingestión de líquidos al final del día y repartirla a lo largo del mismo, huir del estreñimiento y acudir al urólogo si nota que aumenta la frecuencia miccional o, en cualquier caso, una vez al año a partir de los 50 años o de los 45 si existen antecedentes familiares de primera línea (padres o hermanos) con diagnóstico de cáncer de próstata. Una próstata agrandada no necesariamente significa que hay cáncer, casi siempre esta glándula crece de manera benigna.

Es necesario hacer el tacto rectal para descartar enfermedad prostática, cuyo examen muchos indican que el temor es parte de no querer hacerse la prueba, puesto que hay gente que tiene miedo de que le duela, aunque también hay una connotación sexual negativa que se la ha dado al tacto rectal que causa más de una broma entre hombres de diversas edades, pero si usted tiene más de 40 años siempre es recomendable.

Aunque parezca una prueba agresiva, el tacto rectal es indoloro, dura unos segundos y resulta tremendamente útil. Es una prueba que se realiza con mucha frecuencia, tanto en la consulta del médico como en las urgencias de cualquier hospital, permite el diagnóstico de enfermedades digestivas, oncológicas y urológicas, que en muchos casos serían enfermedades fatales si no fuese por su detección precoz gracias al tacto rectal. Es por este motivo por el que el mismo no solo se realiza en una especialidad en concreto, sino que se trata de una prueba de medicina general que puede realizar cualquier médico, y con bastante frecuencia los urólogos y gastroenterólogos. Por todo ello, no se debe tener miedo al tacto rectal, este no se merece esa mala reputación, y tiene un papel clave en la medicina. En ocasiones no basta con realizar un tacto rectal sencillo, porque si este indica que algo no anda bien hay que realizarse pruebas más complejas.

Se habla de "urgencia miccional" cuando el paciente necesite ir al baño y debe hacerlo rápidamente. Por lo general, los síntomas son leves para comenzar, tal vez un flujo de orina ligeramente reducido o tener que esperar unos segundos para comenzar a orinar. Durante meses o años los síntomas pueden volverse más molestos y graves. Las complicaciones se desarrollan en algunos casos.

Un agrandamiento de la próstata no siempre causa síntomas, solo una cuarta parte o la mitad de los hombres con próstata agrandada los tendrán. Además, la gravedad de los estos no siempre está relacionada con el tamaño de la próstata, depende de cuánto esta obstruya la uretra, es decir su crecimiento hacia adentro; y en particular, si pasa sangre, se vuelve incontinente o tiene dolor puede deberse a la vejiga, al riñón u otras afecciones de la próstata. Debe consultar a un médico si se presentan estos síntomas.

Retención urinaria

La retención urinaria puede ser un síntoma alarmante en la hiperplasia prostática, pero en general se va a considerar como un síntoma de las vías urinarias inferiores en el hombre. Los síntomas de estas vías son comunes a diversas patologías, especialmente en hombres mayores de 65 años, que pueden incluir disminución del flujo de orina y la necesidad de levantarse a orinar por la noche. Hay diferentes causas y de eso dependerá el tratamiento. Algunos inclusive rechazan el tratamiento si sus síntomas no son demasiado molestos y la causa no es grave.

Los síntomas se dividen en grupos, los llamados irritativos desencadenados por la orina, y los obstructivos por dificultad para la micción, que incluyen: flujo deficiente, vacilación, tener que esperar la salida de la orina, flujo intermitente y esfuerzo al pasar la orina, de almacenamiento con mayor frecuencia y urgencia de orinar, incontinencia, de urgencia y necesidad de levantarse para orinar por la noche. Otros síntomas pueden incluir sentir la necesidad de volver a orinar después de acabar de vaciar su vejiga.

Las causas más comunes incluyen:

Próstata agrandada. La próstata está situada alrededor del cuello de la vejiga, cuando esta se agranda puede causar síntomas que comprometen la micción.

Vejiga hiperactiva o irritable, este síndrome significa que como la vejiga es una bolsa hecha de músculos, se contrae repentinamente estando vacía sin que usted tenga control sobre ella. Esta es una afección común en la que no se puede encontrar la causa para las contracciones de vejiga repetidas y no controladas. Sus síntomas característicos son: deseo repentino y urgente de orinar, no puede dejar de ir al baño y va con más frecuencia de lo normal, generalmente más de ocho veces al día; despertarse varias veces en la noche para ir al baño, algunas veces hay incontinencia de urgencia, pérdida descontrolada de orina, a veces en grandes cantidades. Aunque no se entiende completamente, la causa es que el músculo de la vejiga parece volverse hiperactivo y se contrae cuando no es necesario.

RETENCIÓN URINARIA AGUDA

La retención urinaria aguda significa que siente una fuerte necesidad de orinar y no logra hacerlo, o solo le salen gotas sin poder vaciar su vejiga por completo. Con frecuencia también hay dolor y distensión en la parte inferior de la barriga (abdomen). Debe buscar ayuda médica de inmediato si no puede orinar por completo, o si tiene dolor intenso en la parte inferior del abdomen. Puede desarrollarse durante un período de tiempo más prolongado (retención urinaria crónica). Es más frecuente en hombres que en mujeres. Se vuelve más común a medida que se envejece. En los hombres mayores de 60 años la retención urinaria se produce aproximadamente en 1 de cada 100 hombres. Para los hombres de 80 años la retención urinaria se produce aproximadamente en 3 de cada 100 hombres. Necesitará exámenes para encontrar la causa de la retención. El tratamiento y el resultado para la retención urinaria aguda y crónica dependerán de la causa subyacente.

RETENCIÓN URINARIA CRÓNICA

Algunas personas con retención urinaria crónica pueden no tener ningún síntoma. Es posible que no sepan que no pueden vaciar la vejiga correctamente, hasta que desarrollan otro problema como la incontinencia urinaria o una infección del tracto urinario. Sus síntomas pueden incluir: pasar la orina con mayor frecuencia, dificultad para orinar, flujo de orina débil o interrumpido, necesidad urgente de orinar con poco éxito, constantemente siente la necesidad de orinar más, incluso después de orinar, molestias leves y constantes en la parte baja del abdomen.

La retención urinaria puede ser el resultado de diferentes causas. Una causa común de obstrucción de la uretra en los hombres es el agrandamiento de la próstata; otras causas incluyen el estrechamiento de la uretra. También puede deberse a problemas con los nervios que controlan los esfínteres y que regulan el flujo de orina desde la vejiga, incluso cuando ésta está llena, los músculos que extraen la orina de la vejiga no pueden recibir la señal para contraerse y empujar, también es posible que los esfínteres no reciban la señal para relajarse y permitir que la vejiga se vacíe.

Las posibles causas de problemas neurológicos que pueden causar retención urinaria incluyen: diabetes, derrame cerebral, esclerosis múltiple o después de una lesión de la pelvis. Posterior a una operación muchas personas tienen retención urinaria; sin embargo, la función normal de la vejiga generalmente regresa una vez que el anestésico desaparece; esta no suele causar problemas a largo plazo. Algunos medicamentos pueden causar retención urinaria, como: los antidepresivos, sobre todo los derivados tricíclicos, relajantes musculares como el diazepam, alprazolam, clonazepam, medicamentos para la descongestión nasal como la efedrina. En otros casos, los músculos debilitados de la vejiga no pueden apretar (contraerse) lo suficientemente fuerte y prolongado como para vaciar la vejiga por completo, y puede resultar en retención urinaria. Esto es mucho más común en los ancianos.

En todos estos casos su médico al realizar la historia clínica indagará sobre sus síntomas urinarios, antecedentes de enfermedades, revisión de medicamentos que está tomando (con y sin recetas médicas), y procederá a realizar un exhaustivo examen físico para ayudar a encontrar la causa de la retención urinaria. Sobre estas bases su médico puede ser capaz de diagnosticar y tratar la causa de sus problemas para orinar, a la par que pide exámenes de sangre, incluidas pruebas de funcionamiento renal. Si tiene retención urinaria aguda, entonces deberá ser atendido de inmediato en el hospital o clínica. Rápidamente con el sondaje vesical le aliviaran el malestar. Si la retención es crónica y persistente, tal como el caso anterior, es necesario ser referido al urólogo para las pruebas que determinarán la causa de su retención urinaria y las mejores formas de tratar el problema.

Dependiendo de la causa subyacente de la retención urinaria la cirugía puede ser una opción de tratamiento, así como en los casos de estrechamiento puede ser necesario la utilización de dilatadores para ampliar la estenosis, tubo artificial (stent) que mantiene la uretra abierta y permite que la orina fluya normalmente. La cirugía de la próstata para hombres con retención urinaria causada por agrandamiento de la próstata, puede curar la retención urinaria, también otras cirugías como la extirpación de tumores de la vejiga o de la uretra que reducen la obstrucción y la retención urinaria.

POSIBLES COMPLICACIONES DE LA RETENCIÓN URINARIA

El flujo normal de la orina generalmente evita que los gérmenes la infecten, con la retención urinaria las bacterias pueden infectar la orina, porque esta no puede salir de la vejiga. Si la vejiga se estira demasiado o por períodos prolongados, los músculos pueden dañarse y no funcionar correctamente. En algunas personas la retención urinaria hace que la orina fluya hacia los riñones, este flujo hacia atrás se llama reflujo y puede dañar los riñones.

La cirugía de la glándula prostática puede causar incontinencia urinaria en algunos hombres, este problema a menudo es temporal y mejora bastante rápidamente. La mayoría recuperan el control de la vejiga en unas pocas semanas o meses después de la cirugía. Aunque la incontinencia urinaria puede ocurrir con la retención urinaria crónica o después de la cirugía para el agrandamiento de la próstata u otras cirugías.

El pronóstico dependerá de la causa subyacente de la retención urinaria, o si esta ha causado algún daño a sus riñones. Algunas causas de retención urinaria se resuelven rápidamente sin ningún problema a largo plazo, como en los casos de retención después de una anestesia general, cuando se ha tratado la causa subyacente como en el agrandamiento de la próstata, ocasionalmente con un catéter aplicado por mucho tiempo; hay casos donde el catéter se retira fácil y regularmente después que se vacía la vejiga.

Las causas exactas de la hiperplasia prostática benigna son desconocidas, el crecimiento de esta glándula es un proceso normal que se desarrolla a medida que los hombres envejecen. Se piensa que cambios en las hormonas sexuales masculinas que ocurren con el envejecimiento pueden ser, al menos, parte de la causa. Vale recordar que el agrandamiento de la glándula prostática puede ser causado por otras afecciones como el cáncer de la próstata, la prostatitis aguda, la prostatitis crónica, y es posible que ocurran complicaciones graves en la mayoría de los hombres.

El agrandamiento benigno de la próstata generalmente se diagnóstica basándose en los síntomas típicos como se describió anteriormente. No se necesitan pruebas para confirmar el diagnóstico, sino para asegurarse de que no se hayan desarrollado complicaciones. Las pruebas también son útiles para descartar otras causas de los síntomas y algunas veces le dan al médico una idea del tamaño de su próstata con exploraciones como el tacto rectal. Al examinar su abdomen puede evaluar el tamaño de su vejiga. Se pueden realizar análisis de orina y de sangre para verificar la función de sus riñones, excluir una infección urinaria y para verificar que no haya sangre en la orina. Se puede recomendar una referencia al especialista urólogo si sus síntomas son molestos o si se presentan complicaciones. Se pueden hacer pruebas en casos más graves, particularmente si la cirugía se considera un tratamiento.

Existen otras variedades de exámenes como la citoscopia, para ver dentro de la vejiga, flujo de orina para constatar qué tanto de orina queda en la vejiga después de orinar, una ecografía para ver si la vejiga se vacía bien. Se puede realizar un análisis de sangre para el antígeno prostático específico. Esto se puede utilizar como marcador para el tamaño de la próstata, las próstatas más grandes producen más antígeno prostático (PSA). También se encuentra un nivel alto de PSA en personas con cáncer de próstata. La mayoría de hombres con síntomas de enfermedad prostática no tienen cáncer de próstata.

CRITERIOS DE HIPERPLASIA PROSTÁTICA

Dependiendo del tamaño que haya adquirido la próstata se puede hablar de los diferentes grados:

Hipertrofia prostática de grado 1. Es cuando la próstata duplica su tamaño y pasa a tener unos 40 centímetros cúbicos o pesar unos 30 gramos. Con ese tamaño, empiezan los primeros síntomas, los que en la gran mayoría de los hombres pasan desapercibidos. Puede haber alguna molestia al orinar, pero nada serio.

Hipertrofia prostática de grado 2. Aquí ya empiezan los problemas, porque el tamaño de la próstata se multiplica por tres; es decir, que pasa a tener unos 60 centímetros cúbicos y a pesar unos 40 o más gramos. Cuando se llega a ese grado, el paciente tiene diferentes síntomas, como dificultades para orinar y para vaciar la vejiga, ganas de orinar por la noche, pérdida de fuerza en el chorro de la orina.

Hipertrofia prostática de grado 3. La superficie redondeada de la próstata adquiere un tamaño importante que desdibuja los surcos medios. Esto indica que el peso supera los 60 gramos y el volumen es de 80 centímetros cúbicos. Los síntomas antes descritos cobran más fuerza y se convierten en situaciones que afectan gravemente a la calidad de vida del paciente.

Hipertrofia prostática de grado 4. Hablamos ya de próstatas de gran tamaño que superan los 80 gramos y con un volumen que ronda los 100 centímetros cúbicos. Con ese tamaño, la próstata puede producir retenciones de orina que requerirán un sondaje para vaciar la vejiga. El tratamiento farmacológico pasa a un segundo lugar y la mejor opción es la cirugía.

ESTRATEGIAS PSICOLÓGICAS EN EL TRATAMIENTO DE LA HBP

TRATAMIENTO DE LA HIPERPLASIA PROSTÁTICA BENIGNA

En la mayoría de los casos una próstata agrandada no causa ningún daño ni complicaciones, la necesidad del tratamiento generalmente depende de cuánto molestan los síntomas. Por ejemplo, es posible que se sienta agradecido por algún tratamiento si lo despiertan seis veces por la noche, todas las noches con una necesidad urgente de ir al baño, agregándose a ello cualquier síntoma neurótico como mantenerse somnoliento, mal humorado con marcada irritabilidad del carácter, cefalea, atención y concentración disminuidas con poca paciencia para cualquier cosa, y de allí puede derivar cualquier tipo de trastorno psicológico o exacerbarse cualquiera que ya padecía. En cambio, al levantarse una vez por noche para orinar puede no causar ningún problema y no necesitar tratamiento.

Es probable que ningún tratamiento elimine todos los síntomas totalmente, aunque estos generalmente se pueden mejorar mucho dependiendo qué tan severos y molestos sean. Cada opción terapéutica para la próstata tiene varios beneficios, riesgos y consecuencias. Es necesario recordar que la hiperplasia benigna es un crecimiento de la parte central de la próstata. No obstante, alrededor de esta hiperplasia sigue existiendo tejido prostático periférico; en esta periferia puede desarrollarse un crecimiento maligno en pacientes que ya tienen una hiperplasia de próstata. Por este motivo es fundamental realizar una revisión anual para detectar si ha aparecido un cáncer.

Resumidamente, entre las posibilidades del tratamiento tenemos varias opciones. Si los síntomas son leves, no son demasiado molestos y no afectan mucho su vida: no tratar puede ser una opción, llamada "espera vigilante". Se puede revisar cada año, aproximadamente, o antes si hay un cambio en los síntomas. Los síntomas no siempre empeoran, incluso pueden mejorar.

El uso de medicamentos generalmente depende de la cantidad de molestias que los síntomas causen. Estos no curan el problema, ni tampoco suelen hacer que los síntomas desaparezcan por completo; sin embargo, a menudo disminuyen. El tratamiento debe ser elegido por su médico tratante, y no por personas que se han mejorado con una terapia determinada. En todo caso, el tratamiento médico es un paliativo, aun en la retención urinaria aguda, la cual puede ser desencadenada por diversas causas, y la terapia dependerá de dicha causa. El drenaje vesical consiste en pasar un catéter (un tubo delgado) para drenar la orina de la vejiga, si es aguda este catéter se usará lo antes posible. No siempre se necesita un catéter si la retención es crónica, salvo que esté causando daño a sus riñones o a su vejiga, y es posible que necesite este dispositivo por largo plazo. Se pueden necesitar medicamentos para tratar la causa subyacente de la retención urinaria como lo es el agrandamiento o el estreñimiento de la próstata.

Los fármacos llamados bloqueadores alfa ayudan a relajar los músculos en la base de la vejiga y aumentan la capacidad del hombre para orinar. Aproximadamente el 70 por ciento de los hombres experimentan mejoras en sus síntomas a partir de unos días o semanas tras haber comenzado a consumir estos medicamentos. La parte negativa es que los bloqueadores alfa pueden provocar mareos, fatiga o hipotensión, los que más se prescriben incluyen tamsulosina, alfuzosina, doxazosina y terazosina.

A algunos pacientes los fármacos que bloquean la testosterona pueden reducirle el tamaño de la próstata e incrementar el flujo de la orina. Las desventajas de este tipo de medicamentyos son que se pueden tardar de tres a seis meses para comenzar a actuar, y que pueden causar impotencia en aproximadamente al 4 por ciento de los hombres que lo toman.

"La información pre y post-operatoria tiene efectos positivos sobre los grados de ansiedad y de satisfacción de los pacientes". Informar de forma adecuada a los pacientes que se someten a una intervención quirúrgica puede beneficiar su recuperación y su percepción del proceso.

La extirpación de la próstata o parte de la misma es una opción si los síntomas son muy molestosos y los medicamentos ya no ayudan. Alrededor de uno de cada cuatro hombres con una próstata agrandada serán operados en algún momento. Hay varios tipos de operaciones disponibles que pueden extirpar el tejido de la próstata que su médico le explicará al decidir cuál sería la mejor opción para usted, entre ellas: La resección transuretral, Incisión transuretral, Termoterapia transuretral con microondas, ablación (destrucción o remoción) del tejido con aguja transuretral, Incisión transuretral, prostatectomía transuretral ecoguiada inducida por láser y otras múltiples variedades de posibilidades y avances quirúrgicos.

Antes de considerar cualquier técnica quirúrgica para resolver el problema prostático es recomendable desarrollar técnicas que ayuden en cualquier etapa o tratamiento de la enfermedad. La técnica de Kegel, Relajación muscular, poner en práctica el uso de consejos para disminuir la ansiedad, test como guía de la evolución psicológica de la ansiedad, la depresión. Todos estos apoyos, además de ser muy sencillos, constituyen una gran ayuda para el paciente prostático.

EJERCICIOS DE KEGEL PARA HOMBRES

Es oportuno en esta interacción médico paciente, antes de cualquier tratamiento prepararse para el control de esfínteres, puesto que estos pueden estar afectados o sufrir nuevos cambios, a través de ejercicios como p. ej. la técnica de Kegel, consistente en: ejercitar la vejiga y ejercicios del suelo pélvico.

Entrenamiento del suelo pélvico.

El entrenamiento de los músculos del suelo pélvico permite fortalecer su tono y el soporte alrededor de la uretra y la vejiga, que tienen que estar tensos para prevenir la pérdida de orina, mediante contracciones voluntarias repetitivas.

Ejercitar la vejiga significa que a través del entrenamiento se intenta recuperar su control programando y llevando un registro del tiempo que transcurre entre las visitas al urinario. Si bebes un litro y medio de líquido al día, lo normal es que vayas al baño hasta un máximo de entre siete y ocho veces. Si tienes que orinar con más frecuencia necesitas ayuda.

Los ejercicios de Kegel pueden mejorar el control de la vejiga, el intestino y, posiblemente el desempeño sexual. Con la práctica estos ejercicios se pueden hacer en cualquier momento. Antes de comenzarlos debes identificar dónde están los músculos correctos y conocer la técnica adecuada. Podrías beneficiarte con la técnica de Kegel si tienes incontinencia urinaria o fecal, si pierdes unas gotas después de orinar, por lo general después de haber salido del baño.

Para hacer los ejercicios de Kegel para hombres previamente debes de identificar los músculos del suelo pélvico, deteniendo la micción a mitad de camino o contrae los músculos que impiden la liberación de gases. Estos movimientos utilizan la masa muscular del suelo pélvico. Una vez que los hayas identificado puedes hacer los ejercicios en cualquier momento, aunque al principio te resultará más fácil hacerlos acostado.

Perfecciona tu técnica. Aprieta los músculos del suelo pélvico, mantén la contracción durante tres segundos, luego relájate durante tres segundos. Inténtalo varias veces seguidas. Cuando tus músculos se fortalezcan, trata de hacer este ejercicio mientras estás sentado de pie o caminando. Para obtener los mejores resultados concéntrate en tensar sólo los músculos del suelo pélvico, presta atención de no flexionar los del abdomen, los muslos o los glúteos.

Evita contener la respiración. Respira de manera normal durante los ejercicios. Repítelo tres veces al día.

Estos ejercicios deben pasar a ser parte de tu rutina diaria; haz una serie cada vez que realices una tarea acostumbrada, como lavarte los dientes p. ej. Haz otra serie después de orinar para eliminar las últimas gotas de orina. Contrae los músculos del suelo pélvico justo antes de una acción que incluya presión en el abdomen, como estornudar, toser, reírte o levantar objetos pesados. Si tienes problemas para hacer los ejercicios, no te avergüences pide ayuda. Si practicas esta técnica regularmente verás resultados (como que se te escapara la orina con menos frecuencia hasta dominarlo completamente) dentro de unas pocas semanas a unos pocos meses. Para obtener beneficios continuos, haz que los ejercicios sean una parte permanente de tu rutina diaria.

CONSEJOS RECOMENDABLES PARA COMBATIR LA ANSIEDAD

Se mencionan como claves recomendables para vivir sin ansiedad. Entre ellas:

Aprender a relajarse:

Informarse de cómo hacerlo, practicar técnicas de relajación muscular y de relajación profunda.

Dormir lo necesario:

Intente dormir ocho horas al día, no acostarse tarde y realizar actividades relajantes antes de ir a dormir.

Evitar estimulantes.

No consumir drogas, evitar bebidas excitantes y moderar el consumo de alcohol.

Buscar ambientes agradables:

Huir de los ambientes estresantes, procurar que el entorno sea lo más relajante posible, sobre todo en el trabajo.

Organizarse:

Planificar las actividades con antelación, dejando huecos para imprevistos (Colchones de tiempo).

Priorizar:

No intentar llegar a todo. El día solo tiene 24 horas. Seleccionar las actividades más importantes y aprender a delegar en los demás.

Solucionar los problemas:

Afrontar los problemas, no esconderlos. Cuando vea que es capaz de solucionarlos se sentirá mucho mejor.

Tomar decisiones:

Seguir un proceso lógico, plantear el problema, buscar posibles soluciones y analizar los pros y los contras. No existe la solución perfecta, pero una vez decidido, no volver a dudar.

No ser pesimista: no pensar que todo va a salir mal y no empezar a sufrir por un problema que todavía no existe.

No complicarse la vida: no añadir nuevas dificultades a laexistencia, p. ej, no empezar con una mudanza o cambiar de trabajo cuando se está pasando por momentos difíciles.

Hacer ejercicio: practicar deportes en forma regular, caminar 30 minutos al día, pero evita la actividad física extenuante sobre todo horas antes de ir a dormir.

Cuida la alimentación, comer sano, aficionarse a la dieta mediterránea, aprovechar el momento de la comida para desconectar y olvidarse de las preocupaciones.

Practicar el ocio, dedicar los fines de semana y vacaciones para descansar y a cultivar las aficiones.

Fomentar las relaciones sociales, cuidar a las personas de su entorno más próximo y dejar que le cuiden. No es momento para sacar a flote problemas del pasado. Evitar los conflictos y las confrontaciones.

Minimizar el problema, nadie está libre de problemas emocionales, no dejar que la ansiedad domine su existencia, dentro de poco lo controlará perfectamente.

Olvidarse del qué dirán, actuar con naturalidad y no preocuparse por lo que los demás puedan pensar de usted o de su problema.

Aprender a decir no, darse permiso para decir no cuando lo desee. Simpatice y diga algo amable a su interlocutor, pero dígale no directamente y sin justificaciones.

Dejarse ayudar, hay mucha gente dispuesta a echarle una mano. Aprender a llamarlos y pedirles ayuda.

Superar los miedos hacer una lista de las cosas que le producen temor y afrontarlas. Empezar por las más fáciles y no dejar que el miedo irracional le limite o le cree dificultades.

Reconocer sus avances y felicitarse por los progresos. Nunca menosprecie los logros por pequeños que sean.

Lo importante de poder conocer una serie de recursos para enfrentar la ansiedad es que son de uso cotidiano, pero si la solución de su problema prostático es la cirugía, estos le serán de una inmensa ayuda.

PROSTATECTOMÍA RADICAL RETROPÚBICA ESTÁNDAR

ASPECTOS MÉDICO-PSICOLÓGICOS

Aunque esto ya fue mencionado, es importante recordarlo: "la información pre y post-operatoria tiene efectos positivos sobre los grados de ansiedad y de satisfacción de los pacientes. Informar de forma adecuada a los pacientes que se someten a una intervención quirúrgica puede beneficiar su recuperación y su percepción del proceso. Igual efecto ansiolítico (que elimina la ansiedad o la angustia) tiene el hecho de conocer los órganos anatómicamente, dónde están ubicados, como funcionan, por qué se enferman; todo lo anterior forma parte de la ayuda y el apoyo psicológico que se le puede dar al paciente.

Entre las técnicas quirúrgicas usadas con mayor frecuencia tenemos: Resección endoscópica y la *Prostatectomía radical retropúbica estándar*, esta última usada con asiduidad en instituciones públicas por no requerir de equipos sofisticados. En esta el cirujano realiza una incisión vertical en la parte inferior del abdomen, que va por debajo del ombligo hasta justo encima del pubis, a veces con fines estéticos cortan el abdomen paralelo y por encima de la sínfisis pubiana (denominada técnica de Pfannentiel). Muy suscintamente explicado, después de penetrar a la cavidad abdominal y localizar la glándula prostática, se disecciona (separar) cuidadosamente de los nervios y vasos sanguíneos que la rodean, el experto cirujano extrae la próstata junto con el tejido cercano. La incisión luego se cierra con suturas. En comparación con los otros tipos de operaciones, la cirugía de próstata retropúbica puede suponer un riesgo menor de lesión de los nervios llamados *cavernosos*, los que en caso de ser dañados puede ocasionar problemas con el control de la vejiga y de la erección del pene. No obstante, la opción quirúrgica ofrece la mejor vía para eliminar los síntomas. En todo caso, su urólogo le dará a usted y a sus familiares una explicación resumida de la operación más adecuada para su caso.

Con fines didácticos en la cirugía prostática retropúbica se considerarán tres períodos para el enfoque de los cuidados médico psicológicos: preoperatorio, operatorio y postoperatorio, los cuales variarán, no en grandes cosas, de acuerdo a la institución de salud donde sea operado.

El período preoperatorio, por ser esta generalmente una operación electiva; es decir, no de urgencia, permite estudiar y preparar al paciente con calma y suficiente antelación, tanto desde el punto de vista psicológico como médico, por lo que además de todos los exámenes hechos para llegar a un diagnóstico preciso, se realizarán evaluaciones: cardiovascular, neumonológica, psiquiátrica, por anestesiólogo y diversas pruebas de laboratorio, consideradas como de rutina en este tipo de cirugía.

La evaluación cardiovascular realizada por el especialista incluye una revisión clínica exhaustiva, electrocardiograma y cualquier prueba que él crea necesaria para considerar al paciente apto para ser sometido a una cirugía mayor.

El neumonólogo llevará a cabo un detallado interrogatorio, en conjunto con pruebas especializadas orientadas a descartar cualquier enfermedad respiratoria que pueda constituir un impedimento para la operación.

Las evaluaciones de laboratorio serán solicitadas por el urólogo o cualquiera de los especialistas evaluadores que considere necesaria alguna otra prueba, pero en general es rutina solicitar: química sanguínea, examen de orina, antígeno prostático específico (PSA). Banco de sangre: es necesario contar con unidades de sangre (bolsas de 500 cc), previa determinación del grupo o tipo sanguíneo (tipiaje) y factor Rh, *lo que no debe de alarmar*, ya que su uso es optativo.

Apoyo psicológico del paciente objeto de prostatectomía

En la evaluación psiquiátrica del paciente objeto de una prostatectomía, la que realizan con mayor frecuencia cuando se trata de HBP grados 3 o 4, se deberían dar explicaciones tanto médico quirúrgicas como sicológicas, e igual información tendrá el paciente si se trata de un tipo de cáncer de próstata en el que solo le extraerán la próstata, pero se abren más expectativas y consideraciones para la decisión. Se contempla la preparación psicológica del paciente para eventos que puedan producir estrés, como lo es una intervención quirúrgica tipo cirugía mayor, a la vez que se busca descartar afectaciones emocionales que puedan obstaculizar el proceso operatorio en general, su total colaboración para lograr una buena evolución, o en su defecto entorpecerla como es el caso de personas deprimidas cuya patología empeora el pronóstico, por todo el cortejo de síntomas depresivos adversos a la buena evolución quirúrgica, más los inherentes a la propia operación, que en casos graves cuántas veces un paciente deprimido con ideas suicidas o presuicidas quisiera morir en la operación o como consecuencia de la misma, a veces consciente y otras inconscientemente, y el cirujano es desconocedor de dichos sentimientos, y en el menor de los riesgos de este tipo de enfermo la evolución postoperatoria tiende a ser tórpida, siendo estos los que presentan más complicaciones.

Cuando un paciente va a ser sometido a una intervención quirúrgica, entre el grupo de especialistas que participan en las evaluaciones preoperatorias, siempre estará justificada la evaluación psiquiátrica, considerando que no es conformarse con detectar aquellas patologías que hasta un niño puede darse cuenta que esa persona no está bien del juicio, sino que, son aquellos casos solapados de una persona aparentemente sana psíquicamente y sorprende a todos con la súbita aparición de un cuadro psiquiátrico, reacción que nunca es repentina, porque con una buena anamnesis (interrogatorio) del paciente y familiares, se atan cabos de la situación y siempre se encontrarán evidencias de que nada se produjo súbitamente; es decir, esa persona no era tan sana como aparentaba. Y que el psiquiatra debe estar presto a actuar en cualquier momento del proceso operatorio (tanto pre como postoperatorio). Será oportuna la evaluación para preparar a los familiares o allegados para comprometerlos a prestar la mayor colaboración, y formen parte del equipo que acompañará al paciente a ser intervenido dando el mayor apoyo a lo largo de todo el proceso del tratamiento.

Es posible que, de acuerdo al perfil psicológico del paciente, su médico le dé una explicación del procedimiento de la operación, incluyendo todas las dudas posibles de aclarar, entendiendo que mientras más informado esté, menor será la angustia y mayor la colaboración. Como también es importante saber que de su salud en general y de su cooperación depende que todo el proceso se cumpla a cabalidad y se garantice el éxito.

Las evaluaciones por todos los especialistas antes mencionados y los exámenes de laboratorio, cuyos resultados le permitirán al urólogo y a todo el equipo médico orientarse de su estado general, son muy importantes para que se tomen las medidas necesarias para su optima estabilidad de salud, y en el mejor de los casos fomentarla y promoverla. Ahora, si el paciente ha desarrollado hábitos saludables y controles médicos preventivos desde mucho antes de que comenzará a sufrir de la próstata su pronóstico será mejor.

Hay un gran un equipo médico, de enfermería y muchos otros colaboradores llenos de conocimientos y de destreza que participarán en la operación, con todas las previsiones de recursos materiales, también sus familiares y todo su entorno pondrán los mayores esfuerzos, donde usted es la persona más importante, optimista ante el objetivo trazado, dispuesto a recibir ayuda y a poner su mejor intención y participación para que todo salga bien; está decidido a vencer, es su deseo; de allí la importancia de su estado emocional.

No piense solo en el día de la operación y se angustia cada vez más a medida que se acerca la fecha, piense más bien en el después, "que al fin llegó el momento de salir de este problema y de tantas molestias, todo será para bien"; no es una operación sencilla, pero sí de frecuente realización; tanto así, que a veces se acompaña de otra operación simultáneamente en el mismo paciente como una hernia, hemorroides, etc.

A la hora de la operación usted será trasladado en silla de ruedas o en una camilla (aunque pueda caminar) desde su habitación hasta las áreas del quirófano; es decir, desde las no restringidas hasta las restringidas o área quirúrgica propiamente dicha. En el área de transición lo colocarán en una camilla, si aún no lo han hecho le rasurarán el vello en el área de la intervención (aunque si rasurar o no para algunos es discutible lo del riesgo de infección) y lo vestirán de uniforme quirúrgico, le harán algunas breves preguntas formales, monitoreo de los signos vitales, de ser necesario nueva revisión de sus exámenes de laboratorio. Es normal que en este momento sienta un poco de ansiedad, para eso si usted se ha preparado con suficiente antelación, habrá aprendido a relajarse y privará en su mente la idea de que todo será para su bien, que se encuentra en el momento de mayor seguridad, puesto que está rodeado de médicos y otros lo esperan en el área operatoria prestos a poner todos sus conocimientos y experiencia para resolver su problema de una vez por todas. Ha llegado el momento de eliminar las terribles molestias que lo llevaron a la loable decisión de de que lo operen, y que en unas dos horas aproximadamente todo estará resuelto, y desde ese momento comenzará a mejorar su calidad de vida.

Luego será trasladado hasta el interior del quirófano, el que característica e idealmente es un área amplia, muy bien iluminada por lámparas especiales, mesa quirúrgica; en el momento en que usted cree que estará más solo, es precisamente cuando estará más y mejor acompañado, porque al entrar verá siete u ocho personas que usted conoce, pero en primera intención no será fácil, porque están con vestimenta adecuada para el acto operatorio, es el uniforme quirúrgico, son prendas especiales para realizar procedimientos quirúrgicos y estériles. Estas están hechos con telas especializadas que impiden la fácil adherencia de los gérmenes. La ropa para quirófanos puede ser desechable o reutilizable, siendo los uniformes desechales los mas utilizados en todos los centros de salud, por ser económicos de adquirir y muy seguros, son frecuentes los colores verdes o azules, incluye gorro, tapaboca, botas o polainas y bata protectora; usted también va vestido así. Podrá visualizar una lámpara especial con muchos focos. Allí, rodeando la mesa operatoria, estará su urólogo con sus ayudantes, también especialistas, y personal de enfermería, agrupados en esa área agradablemente impresionante, es un ambiente completamente acondicionado para atenderlo, rigurosamente limpio, esterilizado (libre de bacterias y todo tipo de gérmenes).

Usted colaborará y será ayudado para pasar a la confortable mesa operatoria. Una vez acostado y bien acomodado en ella, el anestesiólogo puede hacerle algunas preguntas para entrar en confianza; dependiendo si la anestesia es general o raquídea, le dirá que le suministrará un relajante, le indicará que vaya contando hasta diez, inmediatamente le pedirá colaborar mientras coloca algún dispositivo por su boca para la mayor seguridad de que todo salga bien, y usted se sentirá confortable, seguro y cuando menos lo piense se quedará dormido, de manera que, *en ningún momento sentirá dolor,* todo estrá bien vigilado y controlado, particularmente por su anestesiólogo, para que todo sal bien. Algunos casos pueden recibir anestesia epidural, lo que significa que el paciente estará consciente durante la operación, pero no sentirá ningún dolor; aunque la anestesia epidural ya no se usa con frecuencia, salvo en pacientes donde esté contraindicada la anestesia general.

Apenas abra los ojos, aún en la cama operatoria, allí estarán todos los que le operaron, el anestesiólogo le hará preguntas rutinrias: ¿cómo se siente?, ¿tiene dolor?, ¿está mareado?, o cualquier cosa que le moleste para resolverlas inmediatamente. Las preguntas anteriores son preventivas, porque realmente usted debe sentirse tranquilo, sin dolor, en todo caso cualquiera de estos detalles será resuelto por el equipo médico. Inmediatamente se percatará que tiene vías intravenosas, generalmente en los pliegues del codo, por donde le alimentarán, suministrarán analgésicos, antibióticos y cualquier medicamento que sea necesario, sondas que salen por la herida operatoria, una que irriga su vejiga con abundante solución fisiológica para irla limpiando de coágulos sanguíneos, otra para drenar otros líquidos, mientras de una vez se inicia el proceso dea cicatrización, sonda vesical etc. Estas sondas cuelgan de la cama quirúrgica y terminan en recolectores de bolsas plásticas especiales par tal fin, colocadas luego laterales a su cama clínica, ellas son de una gran ayuda porque permiten llevar el control de cuanto líquido entra y sale organismo; por eso de ellas se ocupan las enfermeras, por lo delicado de este control y parte importante de la garantía de su buena evolución.

Luego de constatar su estabilidad y su buen estado general, con su colaboración (puede hacerlo) y toda la ayuda del personal, pasará a una camilla donde enfermeros adiestrados lo trasladarán a una sala de observación postoperatoria. Allí se mantendrá por un tiempo prudencial, (es una observación preventiva para mayor seguridad) para luego ser trasladado a su habitación de donde previamente salió para el quirófano, y ser cuidado por su familiar y personal de enfermería de guardia, el que ya conoce de su caso.

Allá en su habitación lo estarán esperando para ayudarlo en lo que sea necesario. En su historia clínica habrá notas evolutivas de todo lo que le han hecho hasta este momento, antes y durante su estada en el quirófano, así como también está indicado todo el tratamiento que se cumplirá a continuación bajo la responsabilidad de médicos de guardia, especialistas y personal de enfermería. En lo posible usted seguirá siendo colaborador.

Simultáneamente a lo descrito, sus familiares estarán en un área de espera en las proximidades de la sala operatoria. Ellos confían como usted en esos profesionales expertos en lo que están haciendo, altruistas, que se consagraron a la carrera de medicina para ayudar a la gente, rescatarla de las enfermedades, curarlas y llevarlas a *puerto seguro*.

El postoperatorio pueden ser momentos en que se acentúa la dependencia de familiares, del personal de enfermería y del personal médico, debiendo procurar que, sobre la marcha, el paciente este claro y consciente de que al día siguiente a más tardar, debe intentar valerse por sí mismo para su movilización, (aunque siempre estará acompañado y seguro). Como puede ver, son cosas de la cotidianidad para las que tenemos muchos condicionamientos y reflejos creados para hacer lo que el médico o la enfermera le pida para su mejor recuperación.

Es normal que después de la operación el paciente haga una reacción regresiva (regularmente las enfermedades, en mayor o menor grado, producen una regresión de dependencia psicológica, que la tenemos hasta cuando nos da gripe, que quisiéramos sentir apoyo y hasta mimos), y su colaboración para su recuperación puede estar algo limitada. El temor a sentir dolor puede producir dudas para realizar movimientos sencillos como sentarse, voltearse, levantarse, esto puede extremarse y siempre buscar que lo ayuden a realizar movimientos mínimos; es lógico, pero lo ideal es intentarlo por sí solo. Algunos pacientes por factores emocionales, no es lo normal, pueden no recordarse como se hacen movimientos sencillos como p.ej. para sentarse, porque está bloqueado emocionalmente o simplemente consciente o inconscientemente está buscando otras formas de como realizarlos, o quiere que lo ayuden en todo, evadiéndose de esta manera del posible dolor que cree sentirá si lo hace con normalidad. Entre otras cosas, es importante señalar que, de ahora en adelante, sobre todo en el postoperatorio inmediato y mediato, para realizar sus desplazamientos los miembros superiores y en particular sus codos, pelvis y los talones serán palancas de apoyo, debe darles el uso adecuado hasta que ya no sea necesario.

Su urólogo lo visitara, aproximadamente, a las 24 horas después de la operación para que se levante. Esto no es un capricho para saber cómo quedó, sino que también esta movilización lo ayuda a mejorar la circulación, evitar complicaciones cardiovasculares y a recuperar la confianza en sí mismo. En este momento su temor vuelve a ser el miedo al dolor, si se relaja todo estará bien, como lo hacen todos los operados, por qué usted va a ser el de menos y no va a poder. Recuerde que estará recibiendo analgésicos y otros medicamentos que le protegerán y serán sus aliados para que se levante, camine y tenga por compensación: el haberlo logrado; aunque usted será ayudado para hacerlo, piense por usted mismo, no espere que su acompañante le diga que pierna moverá primero, qué debe hacer para darse apoyo al volver a la cama. Recuerde que todo esto pasará rápido, y después usted tendrá el satisfactorio recuerdo de haber sido participativo, colaborador, que no lo llamen cobarde, de haber logrado lo que se propuso, que de allí saldrá fortalecido, como en todo reto que nos apertura la vida. Su cama que es reclinable lo ayudará en todos estos movimientos de levantarse, sentarse, es cosa de tener la total confianza de que puede hacerlo y lo hará. Igual de contraproducente es hacer lo contrario y exagerar su movilización, querer estar conversando o cualquier otro acto, como que si nada ha sucedido.

En relación a las visitas, inmediatamente después de la operación, una vez que se encuentra en la habitación, las primeras 48 horas es necesario restringirlas, y tener preferiblemente un solo acompañante, que será él o la más dispuesta a ayudarle sin que sea objeto de ansiedad por todo el apoyo que tenga que brindarle en el momento más importante del postoperatorio. Ese acompañante le informará quién vino a saber de su estado de salud, porque lo aprecia, o solo a cumplir con un ceremonial social.

Entre sus múltiples funciones del acompañante está la de participar a la enfermera, cuando sea necesario, vaciar las bolsas de drenajes, orina, lavado vesical; dicho personal llevará control de cuánto de líquidos le suministran y cuánto elimina, o cualquier eventualidad estar alerta con el buen drenaje y paso de las soluciones por venas, que no se infiltren, es decir, que salga el líquido fuera de la vena y haya dolor o sensación de quemadura en esa área, hay que estar pendiente con objetividad y sin angustias; no estar llamando a la enfermera innecesariamente. Generalmente el acompañante puede ayudar en todo esto con una pequeña explicación que le da la enfermera, con sus respectivas limitaciones, si se infiltra una vena el acompañante debe de pedir ayuda y no tratar de resolverlo todo.

Debemos estar conscientes, ubicarnos y diferenciar en los centros de salud (hospitales, clínicas) donde se ha realizado la intervención quirúrgica, porque en algunos el personal de enfermería tiene que atender a muchos pacientes a la vez, en otros menos, hasta los que pueden tener enfermeras privadas. Generalmente el personal de enfermería de instituciones públicas como son los hospitales, e instituciones especializadas en urología donde el número de pacientes y camas es mayor, tiene más trabajo que el de una clínica privada, aunque el personal que labora en una y otra casi siempre son los mismos, pero el número de pacientes y a veces hasta los recursos materiales dan la diferencia en relación al tiempo que se puede dedicar a cada paciente.

Ahora debe privar en su mente que cada minuto y cada hora que transcurra es camino andado hacia su recuperación, si usted permite que la ansiedad le domine va a ceder en su capacidad de enfrentamiento, de allí la necesidad de la preparación previa, y en último caso, si no estuviese preparado siempre encontrará soluciones con el apoyo médico y el de personal de enfermería y familiares. Las indicaciones para resolver cualquier eventualidad en estos momentos del postoperatorio inmediato, ya están ordenadas en su tratamiento y conocidas por el avezado personal de enfermería que le atenderá, de los que cada una tiene sus particularidades: distensión abdominal, dolor en la zona intervenida, control de drenajes, evacuar… el alta. En relación a la distensión abdominal, se explica porque los movimientos peristalticos normales del intestino se detienen por efecto de la anestesia, pero a medida que estos efectos van pasando se recupera el peristaltismo y desaparece la distensión, por eso le repetirán "no hables para que no te llenes de gases".

Por lo general, el dolor después de la cirugía puede tratarse de manera satisfactoria. La anestesia y los analgésicos modernos pueden controlarlo, teniendo muy presente que nunca debe abusarse de ellos y colaborar en lo posible en el proceso de su curación. Lo importante es que el equipo médico estará pendiente de usted. Donde esté internado, siempre habrá, al menos, un médico residente de guardia para que a la hora que sea necesario resolver alguna eventualidad. Cualquier queja o solicitud de ayuda se le participará a la enfermera de guardia, y es ella quien, de ser necesario, llamara al médico para que usted sea evaluado. Es lógico que usted y sus familiares desearían que sea su urólogo quien siempre le atienda, ya que es él es quien conoce mejor su caso, pero la mayoría de las veces el médico de guardia estará en la suficiente capacidad de resolverle sus demandas; más aún, es frecuente que en estas instituciones se disponga de un médico residente con grandes conocimientos en la especialidad quirúrgica, algunos son cuasiespecialistas. Ellos serán quienes decidirán si llaman al especialista. He aquí la importancia de la confianza que usted debe tener en el equipo que se ocupa de atenderlo con el mayor profesionalismo posible.

Su mente sigue puesta en un solo objetivo: el interés en usted mismo, su fortaleza, pensar en que cada hora que pasa usted va venciendo obstáculos, todo va quedando atrás, avanza hacia su curación, los síntomas serán un recuerdo y nada más. Ya transcurrieron las primeras 48 horas del postoperatorio, se ha levantado, aunque con ayuda, de la cama y ha caminado dos veces o más, porque así se lo ordenó su médico, quien espera lo mejor de usted. No debería de presentarse ningún tipo de complicación, salvo factores inherentes al entorno y los dependientes de factores biológicos del propio sujeto o no cumplir las indicaciones médicas a cabalidad.

Nunca haga caso a comentarios de algunas visitas, cuando ya es posible recibirlas, que son pájaros de mal agüero y nunca faltan, que solo saben hablar de cosas negativas, desde el caso tal o cual que no le fue bien con la operación..., ¿supiste quién murió ayer?, hasta de lo mal que andan las cosas. Su mente debe estar fijada a la realidad de que todo saldrá bien, y cuando se presenten personas como esas, usted tiene que ser asertivo y señalarle que su médico le recomendó evitar conversaciones de cosas malas o pesimistas, porque le pueden hacer daño.

Es importante conocer el tiempo de cicatrización de los tejidos que han sido incididos en la operación, cuándo se pueden hacer diversas actividades físicas: desde levantarse de la cama, hasta las más complicadas realizables por el paciente. Molestias que pueden producir zonas dormidas o dolorosas que están alrededor de la cicatriz de la operación, las cuales solo son superficiales y se normalizaran a medida que el nervio de esa área de piel se va regenerando. Todas estas dudas pueden ser resueltas por su medico tratante a través de sus preguntas durante sus visitas.

Algunas complicaciones por sobresfuerzo siempre estarán relacionadas con desarreglos e incumplimiento de las indicaciones médicas, aun sintiendo que hay cosas contraindicadas que está en capacidad de hacerlas: *nunca abuse de ellas*. La angustia, la depresión son cuadros que se pueden presentar durante el período postoperatorio, para las que debe pedir ayuda a tiempo, sin reserva y sin reparos; aunque la cadena sanitaria que le atiende estará pendiente de llamar al psiquiatra para su evaluación, ayuda y tratamiento pertinentes.

Probablemente se vaya a su casa al segundo o tercer día siguiente a la cirugía. Cuando el médico crea que es seguro que regrese a su domicilio, se quitará el drenaje pélvico, mantendrá sonda urinaria de 5 a 10 días después de la cirugía. Deberá regresar al médico en una o dos semanas para que te quiten las grapas, o le retiren los puntos de sutura. Asegúrese de comprender las medidas que debe adoptar después de la cirugía y cualquier tipo de restricción. Regrese a su nivel de actividad de manera gradual. Por lo general, puede reanudar las actividades normales con restricciones menores de dos a cuatro semanas después de la cirugía.

No debes conducir vehículos hasta que te quiten la sonda, hayas suspendido los analgésicos con receta y su médico le diga que puede hacerlo. Regrese a ver a su doctor un par de veces para asegurarse de que todo esté bien. La mayoría de los pacientes ven a sus médicos después de aproximadamente seis semanas y luego nuevamente después de un par de meses. Si tiene problemas, deberás consultar antes o más seguido, aunque es poco probable que sea necesario.

Posiblemente pueda reanudar su actividad sexual después de recuperarse de la cirugía. Después de una prostatectomía simple, puede seguir teniendo orgasmos durante las relaciones sexuales, pero eyaculará muy poco o nada de semen.

Complicaciones:

Si se ha realizado una buena evaluación preoperatoria no deberían presentarse complicaciones, ya que se han considerado las condiciones generales del paciente, recursos institucionales, personal idóneo y todos los medios e insumos necesarios para enfrentar y resolver cualquier eventualidad. Más bien, y es donde pueden presentarse las más frecuentes complicaciones, son los riesgos, peligros imprevisibles, relacionadas con la evolución del proceso de cicatrización de heridas operatorias, puesto que estas están relacionadas con factores que propicien una mala cicatrización, idiosincrasia o enfermedades previas que conllevan a mala evolución, para los que siempre habrá una solución, y muchos que dependen de la responsabilidad durante el postoperatorio del paciente y familiares, como la forma de llevar a cabalidad el tratamiento ambulatorio indicado, normas higiénicas, evitar esfuerzos, tentaciones sexuales que ocasionen tensión anormal brusca de la pared abdominal, inclusive: tos, hipo, estornudos; distensión intensa, que puedan exponer al paciente a sufrir eventraciones; cumplimiento de controles médicos, infecciones por malas medidas higiénicas y evitar todas aquellas violaciones que vayan contra las normas, cuidados e indicaciones médicas.

Es de pensar que una persona en su pleno juicio de realidad difícilmente se expondrá a riesgos que puedan ocasionarles complicaciones, de allí la importancia de su estado mental

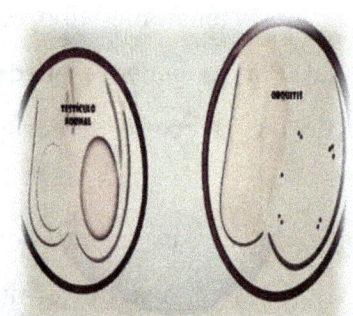

Entre las complicaciones más frecuentes a corto, medio y largo plazo se registran: hemorragia, infección, incontinencia urinaria, disfunción eréctil, incontinencia urinaria. La orquitis, una de las complicaciones, consiste en la inflamación de uno o ambos testículos, frecuentemente asociada a incumplimiento de los cuidados del postoperatorio y procesos infecciosos, también puede ocurrir por una infección bacteriana consecuente a una enfermedad de transmisión sexual como la gonorrea o por la clamidia, y también la produce el virus causante de las paperas.

Síntomas de la orquitis:

Hinchazón de uno o de ambos testículos, Dolor en la ingle que puede llegar a ser intenso, náuseas y vómitos, sangre en el semen y secreciones purulentas, dolor al orinar y al mantener relaciones sexuales.

Bibliografía

1. A new validation of the Hamilton Rating Scale for Depression. J Psychiatr Res 1988: p. 21-28. 5.

2. Adam R, (sf). Tratamiento del cáncer.www.usnew.com kopis/author/S Adam-Ramón-md.

3. Aránzazu D., Aguado R. (2023) Cáncer de próstata. SEOM Sociedad Española de oncológica Médica

4. Barceló A., Ramos M., De la Iglesia M. y Zaforteza M. (sf). Tratamiento del cáncer de próstata en función de la esperanza de vida, la comorbilidad y las guías de práctica clínica.

5. Bobes J., Luque, A, et al., Evaluación psicométrica comparativa de las versiones en español de 6, 17 y 21 ítems de la Escala de valoración de Hamilton para la evaluación de la depresión. Med Clin, 2003. 120(18): p. 693-700. 6.

6. Cáncer de próstata, (2022). Estadísticas | Cancer.Net.

7. Cáncer de próstata: (2021). Estadísticas. Rango normal del antígeno prostático Aprobado por la junta Editorial del Cáncer net.

8. Cáncer, (2020). World Health Organization.

9. Conocimiento para triunfar sobre el cáncer, (2022). American Society of Clinical Oncology. ASCO

10. Depression: management of depression in primary and secondary care, (2004). NICE guidance..

11. Depression: management of depression in primary and secondary care- (2014). NICE guidance.

12. Díaz V., Arguedas C., Hidalgo M., Navarro Y., (2013.) Conocimiento de las personas adultas sobre el climaterio, andropausia y la sexualidad. Revista de ciencias sociales, ISSN 0482-5276, N°. 140, págs. 163-173.

13. Dumoulin C, Cacciari LP, Hay-Smith E., (2018). Pelvic floor muscle training versus no treatment, or inactive control treatments, for urinary incontinence in women. *Cochrane Database of Systematic Reviews*.;10(10): Cd005654. doi: 10.1002/14651858.CD005654.pub4

14. Ejercicios de Kegel. 2020 Clínica Mayo.

15. Ejercicios de Kegel. https://www.elsevier.com › Httph health unnew.com-new/patient-advice/lidejhons/

16. El equilibrio cuerpo mente. (sf). Editorial: Librería Argentina (Uni Yoga).

17. Enfermedades Urológicas (sf) NIDDK https://www.niddk.nih.gov/health-information/informacion-de-la-salud/.

18. Farreras-Rozman: Guyton (2021) 14edición.
https://scielo.isciii.es/scielo.php?script=sci_arttext&pid=S2529-850X...

19. Favaretto, R., (2021). 10 Mitos y verdades sobre el cáncer de próstata. Revisión clínica.

20. García-Perdomo H, Zapata-Copete J, Sánchez A. (2018). Una mirada global y actualizada del cáncer de próstata. Rev. Fac. Med.; 66 (3): 429-37. Disponible en: scielo.org

21. Guyton & Hall. (2021). Tratado de fisiología médica. 14ª Edición – Editorial: Elsevier.

22. Hamilton, M. (1960). A rating scale for depression. J Neurol Neurosurg Psychiatry,23: 56-62.

23. Hamilton, M., Development of a rating scale for primary depressive illness. (1967.) Br J Soc Clin Psychol (6): p. 278-296.3.

24. Harrison. (1998). Principios de Medicina interna, 14 ed. MacGraw-Hill-Interamericana de España.

25. Hernández G., (2019-2020). Miedos o prejuicios sobre el tacto rectal Prejuicios sobre el tacto rectal

26. Hirsch I. (2023). Función reproductora masculina, MD, Sidney Kimmel Medical College of Thomas Jefferson University. Modificación/revisión completa. Home/Health Information/Información de la salud/Enfermedades urológicas/

27. https://www.cancer.net/es/tipos-de-cáncer/cáncer-de-próstata/estadisticas

28. https://www.cancer.org/.../deteccion-diagnostico-clasificacion-por-etapas *expresa*

29. https://www.hcmarbella.com/wp- prostatitis.jpg

30. Huang Y., Chang K,. (2021). Kegel exercises. In: *StatPearls*. StatPearls Publishing.

31. Introducción y descripción topográfica, (2019). Revista de la Facultad de Medicina de la UNAM. http//doi.org/10.22201/fm24484865e.2019.62.4.07| Vol.62, n.4, Julio-agosto 2019. Pág. 41-53.

32. La sexualidad en la tercera edad. (2010). Factores fisiológicos y sociales. Electron.V32n.3 Matanzas.

33. León K., (2017). Prostatitis has referred to a clinical (UCIMED). Revista Médica Sinergia ISSN 2215-4523 Vol.2 Num:1 Enero 2017 pp:26 – 31

34. Lira E. (2017). Cáncer de próstata una guía práctica, pág. 36...

35. Lledó E., (2020); Unidad de Andrología y Cirugía Reconstructiva Uretro-Genital del Hospital General Universitario Gregorio Marañón, en Madrid.

36. López-Ramos, H.; Medina-Rico M; Bastidas D. y Lara, B. Tratamiento farmacológico de la hiperplasia prostática benigna. (2018). Revisión de la bibliografía. Rev. mex. urol. [online]., vol.78, n.4 pp.321-334. Disponible en: <http://www.scielo.org.mx/scielo.php?script=sci_arttext&pid=S2007-40852018000400321&lng=es&nrm=iso>. Epub 25-Jun-2021.

37. Lozano, J. (2003). Diagnóstico y tratamiento de la hiperplasia benigna de próstata. Offarm, 22 (5): 90-98. Disponible en Elsevier

38. Marshall J., Lee M., Gelmann E., Howard L., Kaufman L. Petricoin E. (2017). Cancer Therapeutic. Pág 451.

39. Martínez J. (1986). Técnicas mentales para deportes de alta competición. Madrid. Editorial Atlas.

40. Mazur-Bialy A, Kołomańska-Bogucka D, Opławski M, Tim S. Physiotherapy for prevention and treatment of fecal incontinence in women: systematic review of methods. *Journal of Clinical Medicine*. (2020). 9(10). doi: 10.3390/jcm9103255

41. Moreno-Smith M, Lutgendorf S, Sood A.(2010). Impact of stress on cancer metastasis. Future Oncology; 6(12):1863-1881.

42. Nuñez, L. (2020). Mitos y verdades sobre el cáncer de próstata. Bragayra.

43. Paniagua J. (2001). El equilibrio cuerpo mente. Miraguano ediciones. https://www.casadellibro.com.co/libro-el-equilibrio-cuerpo-mente/...

44. Polascik T., (2017) Imaging and Focal Therapy of Early Prostate Cancer. 2nd ed. ISBN 978-3-319-49910-9.

45. Preguntas frecuentes sobre el cáncer de próstata, (2023). Mayo Clinic. https://www.mayoclinic.org/es-es/diseases-conditions/prostate-cancer/...

46. Prejuicios sobre el tacto rectal salud.ccm.net/faq/7355-tacto-rectal-y-cancer-de-prostata-

47. Psicología online test y escalas/test psicológicos/ test de ansiedad de Hamilton.

48. Purriños, M., (sf). Escala de Hamilton. Hamilton Depresion Rating Scale (HDDRS).

49. Ramos-Brieva, J., Validación de la versión castellana de la escala de Hamilton para la depresión. (1986). Actas Luso-Esp Neurol Psiquiatr (14): p.324-334. 4. Ramos-Brieva, J.C., A

50. Rodríguez N. (2018). Envejecimiento: Edad, Salud y Sociedad. Horizonte sanitario [online]. 2018, vol.17, n.2 pp.87-88. Disponible en: <http://www.scielo.org.mx/scielo.php?script=sci_arttext&pid=S2007-74592018000200087&lng=es&nrm=iso>.

51. Rodríguez R., Rocío T., Huarté G., Acosta E., Morales S, (2019). La próstata Generalidades y patologías más frecuentes.

52. Rojas D., (2016) Prevalencia y factores de riesgo de prostatitis aguda.

53. Ruiz A., Pérez J., Batista Y, González L. (2017). Actualización sobre cáncer de próstata. *CCM.* 21 (3): 876-887.

54. Sanz, L., Álvarez C. (2012). Evaluación en Psicología Clínica. Manual CEDE de Preparación PIR. 05. CEDE: Madrid.

55. Servizo de Epidemioloxía, (2023). Dirección Xeral de Saúde Pública. Servicio Galego de Saúde. www.sergas.es/A-nosa-organizacion/A-Subdireccion-Xeral-de-Informacion-sobr…

56. Shelton, R., (2006). Management of major depressive disorders following failure of antidepressant treatment. Primary Psichiatry. 12(4): p. 73-82. 8.

57. Shultz J. (1960). El entrenamiento autónomo. Barcelona. Ediciones científico médica

58. Tipos de depresión (2013). DSM V.

59. Zimmerman, M., Chelminski A. (2005). Is the cutoff to define remission on the Hamilton Rating Scale for Depression too high. J Nerv Ment Dis, 2005. 193(3): p18-20. Rohan KJ, Rough JN, Evans M, et al. A protocol for the Hamilton Rating Scale

for Depression: Item scoring rules, Rater training, and outcome accuracy with data on its application in a clinical trial. J Affect Disord. 2016;200:111-118.